Stichwort GESUNDHEIT

AF177330

SPIRITUELLE PERSPEKTIVEN

Rudolf Steiner lag nichts an Systemen. Sein Wirken bestand vielmehr darin, Impulse zu geben, Impulse zu einem in jeder Hinsicht menschenwürdigen Leben, hier und jetzt.

Dazu gehört, dass er das Bewusstsein dafür zu schärfen suchte, dass unser Sein sich nicht beschränkt auf das gegenwärtige, von Geburt und Tod begrenzte Dasein. Unermüdlich rief er in Erinnerung, dass wir in Wirklichkeit geistige Wesen sind, ebenso wie Erde und Kosmos, in deren Gesamtzusammenhang wir stehen.

Durch seine Schriften und Vorträge ermutigte er dazu, diese verborgene Wirklichkeit ernst zu nehmen. Seine zahllosen Anregungen zielen darauf ab, Geistesgegenwart zu entwickeln, die im Augenblick das Notwendige erkennt und tut. Das kann man, überwältigt oder ratlos angesichts der umfangreichen Gesamtausgabe seiner Werke, leicht vergessen.

Die «Spirituellen Perspektiven» versammeln Kerngedanken zu ganz bestimmten Fragen aus Steiners Gesamtwerk und ermuntern so dazu, das Denken in Bewegung zu setzen und die eigene Erkenntnis- und Handlungsfähigkeit zu vertiefen.

Die kurzen Auszüge erheben keinen Anspruch, ein Thema erschöpfend zu behandeln. Sie versuchen vielmehr, Zugänge zu dem unüberschaubaren Komplex von Steiners Werk zu eröffnen, durch die sich seine außergewöhnliche – auch außergewöhnlich anregende – Ideenwelt auf eigene Faust erschließen lässt.

Die Quellenangaben mögen dabei als erste Wegweiser dienen. Doch auch wer sich mit den hier zusammengetragenen Fragmenten begnügt, wird in diesen eine wertvolle Orientierungshilfe für die heutige, nicht minder komplexe Welt finden.

Rudolf Steiner

Stichwort GESUNDHEIT

RUDOLF STEINER VERLAG

2. Auflage 2021
Zusammengestellt und herausgegeben von Frank Meyer

© 2017 Rudolf Steiner Verlag, Basel
© 1955–2003 Rudolf Steiner Nachlassverwaltung, Dornach

Einbandgestaltung: Finken & Bumiller, Stuttgart
Satz: Satz für Satz, Wangen im Allgäu
Druck und Bindung: Beltz, Bad Langensalza
Printed in Germany

ISBN: 978-3-7274-4912-3
www.steinerverlag.com

INHALT

GESUNDHEIT –
WAS IST DAS?

Gesundheit – Geheimnis des Lebens

In allem Sinnlichen, das uns umgibt, können wir etwas sehen an Geheimnisvollem, etwas, das so tief in den Dingen liegt, dass man es nicht aussprechen kann, das aber auch so von Seele zu Seele flutet. Und Gesundheit breitet sich aus, wenn der Mensch so das Geheimnis des Lebens fühlen kann.

Pars pro toto

Nehmen Sie den menschlichen Organismus. Da ist die Gesundheit jedes Teiles die Gesundheit des Ganzen. Und so auch die Krankheit.

Auf den ganzen Menschen kommt es an

Wenn eine Wissenschaft der Ansicht ist, dass der Mensch bloß aus dem physischen Leib besteht, dann kann sie unmöglich in irgendeiner heilsamen Weise in das eingreifen, was mit dem gesunden oder kranken Menschen zu tun hat. Denn Gesundheit und Krankheit stehen in einem Verhältnis zu dem ganzen Menschen und nicht bloß zu einem Glied desselben, dem physischen Leibe.

Den Kosmos im Menschen erfassen

Man möchte sagen, die heutige Medizin möchte sich am allerwenigsten mit der Gesundheit verbinden, sondern am liebsten in der Krankheit wühlen. Das ist radikal ausgesprochen, aber es ist so. Um aber sich mit der Gesundheit zu verbinden, ist es notwendig, dass man dieses Erfassen des ganzen Kosmos im Menschen wirklich bis dahin bringt, im Menschen auch den Kosmos zu sehen. Dazu braucht man die Einzelheiten, welche dieses Wahrnehmen der kosmischen Entwicklung im Menschen wirklich vermitteln können.

Wesensglieder im Gleichgewicht

Der Mensch ist, was er ist, durch Leib, Ätherleib, Seele (astralischer Leib) und Ich (Geist). Er muss als Gesunder aus diesen Gliedern heraus angeschaut; er muss als Kranker in dem gestörten Gleichgewicht dieser Glieder wahrgenommen; es müssen zu seiner Gesundheit Heilmittel gefunden werden, die das gestörte Gleichgewicht wiederherstellen.

Gesundheit gründet im Ätherleib

Der physische Organismus ist von einem ätherischen Organismus durchsetzt. Der bloße physische Organismus könnte niemals einen Selbstheilungsvorgang hervorrufen. Ein solcher wird in dem ätherischen Organismus angefacht. Damit aber wird die Gesundheit als der Zustand erkannt, der im ätherischen Organismus seinen Ursprung hat. Heilen muss daher in einer Behandlung des ätherischen Organismus bestehen.

Vom Ätherleib aus wirken

Die Gesundheit, die wollen wir zuerst lieber nicht definieren, aber schon der Analogie nach können Sie hier sehen dasjenige, was auch für die Geistesforschung immer klarer und klarer wird, dass die Gesundheit ebenso zugeordnet ist dem Ätherleib wie die Krankheit dem Astralleib, und wie der Tod dem Ich, sodass Heilen, Gesundmachen heißt: die Möglichkeit haben, im Ätherleib die Gegenwirkungen zu bilden für die krank machenden Wirkungen, die vom Astralleib ausgehen. Man muss schon vom Ätherleib aus wirken, um die Kräfte des astralischen Leibes zu paralysieren, die eben Krankmachungsprozesse sind.

Abhängigkeit vom Astralleib

Alles in Gesundheit und Krankheit hängt im Grunde genommen davon ab, wie der Astralleib tätig ist.

Krankheit spielt sich im Übersinnlichen ab

Das innere Gleichgewicht zwischen Krankheit und Gesundheit wird hervorgerufen durch den astralischen und ätherischen Organismus, das Gleichgewicht zwischen Mensch und Welt durch den polarischen Gegensatz zwischen physischem Körper und Ich-Organisation. Es handelt sich darum, sich wirklich einen Blick anzueignen für die Wirksamkeit dieser vier Glieder des menschlichen Organismus. Denn Sie sehen ja, aus dem äußeren physischen Organismus ist die Krankheit gar nicht zu erkennen. Das, was Krankheit ist, spielt sich ganz im Übersinnlichen ab.

Gesundheit als Gleichgewicht

Wenn wir nicht krank werden könnten, so könnten wir überhaupt nicht Mensch sein, denn das Kranksein ist nur die Fortsetzung von Prozessen, die wir brauchen, die wir unbedingt haben müssen, über ihr Maß hinaus. Das Gesundsein ist eigentlich derjenige Zustand des Menschen, in dem die krank machenden Prozesse und die heilenden Prozesse in einem entsprechenden Gleichgewicht stehen. Der Mensch ist nämlich nicht bloß dann gefährdet, wenn die krank machenden Prozesse sich äußern, sondern auch wenn die heilenden Prozesse über ihre Ziele hinausschießen.

Das Verhältnis von Puls und Atem

Wenn der Vorgang, der sich abspielt zwischen Puls und Atem, in Ordnung ist, dann ist der untere Mensch mit dem oberen Menschen in einer richtigen Verbindung, und dann muss eigentlich der Mensch, wenigstens innerlich, wenn nicht äußere Verletzungen an ihn herantreten, im Grunde gesund sein.

Vier zu eins: Maß für die Gesundheit

Diese rhythmische Organisation des Menschen ist es gerade, welche sehr häufig in Bezug auf eine ganz bestimmte Eigenschaft nicht richtig gewürdigt wird: das ist das Verhältnis, das sich herausstellt zwischen dem Rhythmus der Blutzirkulation und dem Rhythmus des Atmens. Beim erwachsenen Menschen ist ja dieses Verhältnis nahezu dasjenige von vier zu eins. Es ist das natürlich nur ein approximatives, ein Durchschnittsverhältnis, und gerade darin, wie sich dieses ganze Verhältnis spezialisiert für die einzelne menschliche Individualität, drückt sich etwas aus von dem Maße von Gesundheit und Krankheit, die im menschlichen Organismus sind. Und dasjenige, was uns in diesem rhythmischen Menschen als ein Verhältnis von vier zu eins erscheint, das setzt sich eigentlich fort für den gesamten Menschen

Gesundheitsrisiko Rhythmusstörung

Es ist viel Veranlassung für die gegenwärtigen Menschen, sich herauszugliedern aus dem notwendigen Rhythmus, aus der notwendigen Harmonie der Welt; im Grunde genommen jedes Mal, wenn wir in der Eisenbahn fahren oder gar wenn wir im Auto sitzen, nicht zu reden von anderen Dingen, die in unserer Zeit geschehen und uns herausbringen aus dem Rhythmus der Welt: Sie schleichen sich nach und nach in des Menschen Gesundheit hinein, sie untergraben sie in einer Art, die gar nicht bemerkt wird. Nur von dem, der den intimeren Zusammenhang des Menschen mit der Welt kennt, wenn er dies alles ins Auge fasst, kann es gesehen werden. Die Welt drängt heute danach, dem Menschen wiederum etwas Gesundendes zu geben.

Physische und geistige Bedingungen

Das, was man Erkrankung, was man Gesundheit des physischen Leibes des Menschen nennt, unterlag in alten Zeiten ganz anderen Ursachen. Da war alles das, was menschliche Gesundheit ist, mit den geistigen Verhältnissen der geistigen Welt in einem unmittelbaren Zusammenhang. Heute ist der physische Leib des Menschen mit den äußeren physischen Verhältnissen und Bedingungen im Zusammenhang und dadurch von den physischen Verhältnissen und Bedingungen abhängig. Und wir haben heute die Gesundheitsbedingungen mehr in den äußeren physischen Verhältnissen zu suchen.

Zusammenhänge zwischen Seele und Leib

Wenn uns nun Gesundheit oder Krankheit entgegentreten, so dürfen wir sagen, dass sie der Ausdruck sind gewisser Kräfte, die wir im astralischen Leibe sehen. Wir sprechen hier selbstverständlich nur von den Krankheiten, die von innen heraus sich bilden, nicht von solchen, die durch äußere Einflüsse entstehen, wie Beinbruch, verdorbener Magen, Schnitt in den Finger. Wir sprechen von denjenigen krankhaften Zuständen, die aus des Menschen eigener Natur herausgeboren werden, und wir fragen uns: Besteht nicht nur aus alter Zeit ein Zusammenhang zwischen dem astralischen Leibe und dem physischen Leib, sondern ist auch heute noch zwischen den inneren Vorgängen der Seele, Lust und Leid, und den physischen Zuständen unserer Leiber ein Zusammenhang vorhanden? Können wir sagen, dass etwas für die äußere Gesundheit des Menschen davon abhängt, dass er diese oder jene Gefühle durchmacht, diese oder jene Gedanken erlebt? Wenn wir uns mit solchen Gedanken durchdringen, werden wir hineinleuchten können in wichtige Erkenntnisse, die gerade unseren heutigen Menschen wertvoll sein sollten.

Dr. Schlaf heilt mit Sternenkräften

Mit Recht sagt Paracelsus: Wenn die Kraftlinien, die ihn bei Tag mit dem physischen Leib verbinden, sich zu lockern beginnen, dann tritt er in Zusammenhang mit dem ganzen harmonischen Kräftesystem, das den Sternenhimmel durchflutet. In dem Augenblick, wo der Mensch eingeschlafen ist, ruht er in der Harmonie der Sphären, und daraus bringt er sich die Kräfte mit, um das wieder auszugleichen, was während des Tages verbraucht ist. So ruht der Astralleib während der Nacht in der Welt der Sterne; da hat er seine eigentliche Heimat. Und kehrt er zurück, so bringt er sich die Kräfte der Sterne mit, um damit die Ermüdungsstoffe fortzuschaffen. Daher ist der Schlaf ein guter Arzt, weil dann Ordnung und Harmonie eintreten kann, wenn der Astralleib wiederum einige Zeit ruht in derjenigen Welt, die die Gesetze für den Sternenhimmel enthält, und das sind die Gesetze für die geistige Welt überhaupt. Wenn der Mensch keinen Schlaf hat, wird die Gesundheit deshalb untergraben, weil der Astralleib nicht eine Zeit geruht hat in der Sternenwelt. Deshalb hat der Astralleib diesen Namen erhalten.

Abnormes Aufwachen

Krankheit ist ein abnormes Aufwachen des astralischen Leibes im Menschen, und Gesundheit ist der normale Zustand des Schlafens des astralischen Leibes.

Übersinnliche Erkenntnis befruchtet die Medizin

Wenn man dasjenige, was der Mensch in seiner Leibesorganisation hat, aus dem ätherischen oder Bildekräfteleib heraus begreift, welcher der Imagination zugänglich ist, wenn man begreift, was am zeitlichen Menschen in Lunge, Leber, Magen, Gehirn und so weiter lebt, in seiner Gestaltung aus dem astralischen Leibe heraus, der aus geistig-seelischen Welten heruntergestiegen ist, dann begreift man auch in einer äußerlichen Weise Gesundheit und Krankheit. Dann kann durch eine solche Erkenntnis der übersinnlichen Welten nicht bloß eine gewisse Erkenntnisbefriedigung erzielt werden, sondern dann kann zum Beispiel erlebt werden eine Befruchtung des medizinisch-therapeutischen Wissens.

Der fortfließende Lebensprozess

Es ist ja nur ein äußerer Schein, wenn wir sprechen vom Herzen, von der Lunge und so weiter. In Wahrheit ist das Herz ein Prozess, und die äußere räumliche Gestalt ist nur der im Augenblicke festgehaltene Prozess. So ist es mit jedem Organ. Wir können das, was im Augenblick als Gestalt festgehalten ist, erkennen. Aber wir können das nicht erkennen, was der fortfließende Lebensprozess ist, aus dem Gesundheit und Krankheit hervorgehen, wenn wir uns nicht zur Erkenntnis der übersinnlichen Bildekräfte des Leibes aufschwingen.

Durch Krankheit zur Gesundheit

Es mag der Mensch erkranken, solange er sich entwickelt! Durch die Krankheit entwickelt er sich zugleich zur Gesundheit. So strebt die Krankheit in der Heilung, und sogar im Tode, über sich selbst hinaus und erzeugt die Gesundheit nicht als ein dem Menschen Fremdes, sondern als eine aus dem Menschenwesen selbst herausgewachsene, mit diesem Menschenwesen übereinstimmende Gesundheit.

Schwäche in Stärke verwandeln

Es gibt keine Möglichkeit, der Krankheit zu entkommen, wenn man die Gesundheit haben will. Jede Möglichkeit, sich gegen die äußeren Einflüsse stark zu machen, beruht auf der Möglichkeit, Krankheit zu haben, krank zu sein. So ist die Krankheit die Bedingung der Gesundheit. Das ist ein ganz realer Werdegang. Das ist geradezu die Folgerung und Gabe der Krankheit, dass das Starke vom Menschen erworben werden muss. Was beim Ausschlagen des Pendels überlebt, das hat die Frucht der Immunität aus der Krankheit – und sogar über den Tod hinaus.

Wer etwas weiter geht, wird gerade daraus eine Art von Verständnis für das Wesen der Krankheit und das Wesen des Todes gewinnen. Wollen wir die Stärke, die Gesundheit, dann müssen wir ihre Vorbedingung, die Krankheit, mit in den Kauf nehmen. Wollen wir stark sein, dann müssen wir uns gegen die Schwäche schützen, indem wir die Schwäche in uns selber aufnehmen und in Stärke verwandeln. Wenn man dies lebendig auffasst, wird es uns Krankheit und Tod begreiflich machen. Diese Begriffe wird die geisteswissenschaftliche Bewegung der Menschheit bringen. Heute mag das für viele noch etwas sein, was nur zum Verstande spricht. Wenn aber der Verstand die Sache völlig aufgenommen haben wird, dann wird das eine tiefe harmonische Gemütslage im Menschen bewirken, dann wird das Lebensweisheit werden.

Zwischen Krankheit und Überlust

Man betrachtet ja heute Gesundheit und Krankheit eigentlich als zwei Gegensätze. Der Mensch ist entweder gesund oder krank. Aber so ist überhaupt die Sache gar nicht, ihrer Realität, ihrer Wirklichkeit nach gedacht. So ist es gar nicht. Gesundheit und Krankheit stehen nicht etwa einander polar entgegen, sondern das Gegenteil der Krankheit ist etwas ganz anderes als die Gesundheit. ...

Dasjenige, was bei der Krankheit auftritt, dass ein einzelnes Organ, ein Organsystem herausfällt aus der ganzen Organisation, dass es gewissermaßen als Einzelnes sich besonders hervortut, dem steht entgegen, dass das einzelne Organ in der Gesamtorganisation untergeht.

Nehmen Sie im Sinne des Goethe'schen Prinzips: statt dass ... ein gesundes Blatt entsteht, entsteht, sagen wir, eine Missbildung. Aber es kann ja auch etwas anderes entstehen. Es kann das entstehen, dass die Pflanze, statt dass sie in ihr Organ schießt, mehr die harmonisierende Grundtendenz, die eigentlich im Geistigen zurückbleiben sollte, entwickelt, dass dieses Aufgehen des einzelnen Organs in dem ganzen Organismus überwuchert, dass das Organ gewissermaßen nicht zu viel hervortritt im Physisch-Leiblichen, sondern zu wenig, dass das Ganze viel zu geistähnlich aussieht, dass es also vergeistigt ist, dass das Geistige zu stark das Physisch-Leibliche durchdringt. Das kann auch geschehen. Es kann also auch nach der entgegengesetzten Seite ausarten. Und das ist der Gegensatz der Krankheit.

Die Krankheit hat eine Polarität, die eigentlich darinnen liegt, dass das einzelne Organ gewissermaßen aufgesogen wird vom Gesamtorganismus und zu seiner besonderen Wollust, zu seiner besonderen inneren Befriedigung beiträgt. Ein, ich möchte sagen, Überlust-Erlebnis ist eigentlich der polarische Gegensatz der Krankheit.

Nehmen Sie die Sache selbst sprachlich. Wenn Sie das Verbum bilden von krank, so haben Sie kränken; kränken: Schmerz bereiten. Nehmen Sie ein Zeitwort, das das polarische Gegenteil bedeuten würde, so hätten Sie: Lust bereiten. Und zwischen diesen zwei Extremen, zwischen dem Kranksein und Lustvollsein, muss der Mensch das Gleichgewicht halten. Das ist die Gesundheit. Der Mensch hat nicht die polarischen Gegensätze Krankheit und Gesundheit, sondern Krankheit und einen ganz anderen polarischen Gegensatz, und die Gesundheit ist der Gleichgewichtszustand, den wir uns fortwährend organisch bemühen müssen zu erhalten. Wir pendeln gewissermaßen hin und her zwischen Kranksein und innerlich Lustvollsein, organisch lustvoll sein. Das Gesundsein ist der Gleichgewichtszustand zwischen den beiden Polaritäten. Das ist die Realität.

Gesundheit als inneres Gut

Die Fragen nach der Gesundheit sind ja solche, die zusammenhängen mit alledem, was den Menschen lebenstüchtig macht, mit alledem, was ihm verhilft, seine Bestimmung in der Welt ungehemmt zu erfüllen, und es ist deshalb die Gesundheit gewiss für die meisten Menschen, in dem richtigen Lichte gesehen, etwas, das sie sozusagen anstreben, wie man äußere Güter anstrebt. Aber die Gesundheit ist auch als ein inneres Gut zu betrachten, wie die äußeren Güter zunächst nicht um ihrer selbst willen von dem gesund denkenden Menschen angestrebt werden, sondern als Mittel der Arbeit, als Mittel seines Wirkens und Schaffens.

Gesundheit ist etwas, wonach naturgemäß jeder Mensch verlangt. Und wir dürfen sagen: Dieses Verlangen des Menschen nach Gesundheit entspringt ja nicht allein den egoistischen Gefühlen und Wünschen, sondern es entspringt dem berechtigten Sehnen nach Arbeit. Wir verdanken unsere Arbeitsfähigkeit, die Möglichkeit, in der Welt zu wirken, der Gesundheit. Deshalb schätzen wir die Gesundheit als ein ganz besonderes Gut. Nun liegt aber gerade in dieser Denkungsart, die Gesundheit um der Arbeitsfähigkeit willen zu erstreben, etwas höchst Bedeutsames vor. In gewisser Weise liegt darin das Geheimnis, unter welchen Umständen Gesundheit überhaupt erstrebenswert ist. Es könnte dies sonderbar aussehen, dass Gesundheit nur unter gewissen Umständen erstrebenswert sein soll. Aber die heutige Betrachtung soll uns gerade zeigen, dass Gesundheit zu denjenigen Gütern gehört, die uns am ehesten dann werden, wenn wir sie nicht um ihrer selbst willen, sondern um eines anderen willen erstreben.

Richtige Bedürfnisse zur richtigen Zeit

Es ist nicht einerlei, ob der Mensch diese oder jene Speise mit Lust oder Unlust zu sich nimmt, ob er in dieser oder jener Umgebung lebt, ob er die Arbeit, die er verrichtet, mit Lust oder Unlust tut. Damit hängt in geheimnisvoller Weise, mehr als mit irgendetwas anderem, das zusammen, was man seine innere Gesundheitsdisposition nennt. Wie wir beim Kinde sehen, dass es richtige Instinkte entwickelt, und – wenn wir die Möglichkeit haben, seine Instinkte zu beobachten – einen Gradmesser haben für seine inneren Bedürfnisse, so ist es auch notwendig, dass der Erwachsene das Geistig-Seelische so erlebt, dass die richtigen Bedürfnisse zur richtigen Zeit vor die Seele hintreten, dass er fühlt und empfindet, was für ein Verhältnis er herstellen soll zwischen sich und der Außenwelt.

Paradiesische Gesundheit

Wo wird man daher am besten lernen können, welches die Wege der Heilung sind? Man wird das am besten lernen können, wenn man zurückzublicken vermag in jene Zeiten, wo die göttlich-geistigen Kräfte in den Menschen hineingewirkt haben und ihn mit absoluter Gesundheit, ohne die Möglichkeit der Erkrankung, ausgestattet haben, also in die Zeit vor der ersten Verkörperung des Menschen.

Ein Grundteil Gesundheit

Und wenn man noch so krank ist, es ist immer noch ein Grundteil von Gesundheit und Lebenskraft vorhanden, auf das man nur vertrauen muss.

Gesundheit kommt von innen

Nicht ungestraft haben die Menschen des 19. Jahrhunderts angefangen, so derb materiell zu denken, so wegzuwenden ihren Verstand von jeglichem Geistigen. Was dazumal die Menschen gedacht haben, das wird sich erfüllen. Und wir sind nicht so weit davon entfernt, dass merkwürdige Krankheiten und Epidemien in unserer Menschheit auftreten werden! Was wir Nervosität nennen, wird spätestens in einem halben Jahrhundert schlimme Formen annehmen. So wie es einst Pest und Cholera und im Mittelalter Aussatz gegeben hat, so wird es Epidemien des Seelenlebens geben, Erkrankungen des Nervensystems in epidemischer Form. Das sind die wirklichen Folgen des Umstandes, dass es den Menschen an dem geistigen Lebenskern fehlt. Wo ein Bewusstsein von diesem Lebenskern als Mittelpunkt vorhanden ist, da wird der Mensch gesund unter dem Einfluss einer gesunden, einer wahren, weisen Weltanschauung. ... Gesundheit gibt es nur, wenn des Menschen tiefinnerster Wesenskern geistig und wahr ist.

Einzelgesundheit und Menschheitsgesundheit

Es ist hier schon oft gesagt worden, dass unser Finger gescheiter ist als wir. Unser Finger weiß, dass das Blut in ihm nur dadurch fließen kann, dass es in dem ganzen Leibe ordentlich fließt, und er weiß, dass er verdorren muss, wenn er von dem übrigen Organismus getrennt wird. So müsste der Mensch auch wissen, wenn er die Verhältnisse seines Leibes durchschauen würde, dass er seiner physischen Organisation nach zur ganzen Menschheit gehört, dass fortwährend Wirkungen von dem einen auf den anderen übergehen und dass man gar nicht seine physische Gesundheit als Einzelmensch abtrennen kann von der Gesundheit der ganzen Menschheit. In den gröberen Wirkungen werden das heute die Menschen auch zugeben, in Bezug auf die feineren Wirkungen aber nicht, weil sie die Tatsachen nicht wissen können.

Unbedingte Wahrheit und Wahrhaftigkeit

Der Mensch sieht ja heute in dem, was ihm in Bezug auf seine physische Gesundheit passiert, zumeist eben nur etwas Physisches. Aber es wirkt durchaus in den physischen Leib, namentlich in die Konstitution des Nervensystems hinein, wenn der Mensch ... durch Hingabe an die Unwahrheit die Fäden mit dem vorirdischen Dasein zerreißt. Es ist so, dass der Mensch durch das Gefühl, das er von seinem physischen Leibe hat, eigentlich in der Welt sein geistiges Seinsgefühl hat. Dieses geistige Seinsgefühl innerlich zu haben, hängt davon ab, dass unsere Fäden, die vom physischen Leibe nach dem vorirdischen Dasein gehen, nicht zerrissen sind. Wenn sie zerreißen, dann muss der Mensch – er tut das unbewusst – einen Ersatz schaffen für sein gesundes geistiges Seinsgefühl, für sein Gefühl von Sein, von Dasein. Und dann ist er eigentlich darauf angewiesen, aus irgendwelchen konventionellen Urteilen – wie gesagt, er tut das alles unbewusst –, aus Urteilen, die sich so festgelegt haben, sich ein Seinsgefühl zuzuschreiben. Aber die Menschheit ist allmählich auch in Bezug auf dieses Seinsgefühl in eine innere Unsicherheit gekommen, die durchaus bis in den physischen Leib hineingeht. Denn dieses reine geistige Seinsgefühl, das wir umso mehr bei der Menschheit finden, je mehr wir in der Geschichte zurückgehen, ist denn das heute stark vorhanden?

Bedenken Sie nur, durch was alles der Mensch heute vielfach etwas sein will, nur nicht durch sein ursprüngliches geistiges Innenleben! Er will etwas sein dadurch, dass er, sagen wir, von seinem Beruf aus diese oder jene Bezeichnung bekommt. Er will, nun, sagen wir, Sekretär oder Aktuar sein und hat dann die Meinung, wenn aus der Konvention heraus sein Wesen durch so etwas bezeichnet wird, dann ist er; während es eigentlich darauf ankommt, dass der Mensch aus seinem Innengefühl dieses Sein sich zuschreiben kann, ganz abgesehen von aller Äußerlichkeit.

Aber was befestigt den Menschen in seinem Seinsgefühl? Sehen Sie, hier im irdischen Dasein leben wir ja eigentlich in der Welt, die nur ein Abbild der wahren Wirklichkeit ist. Wir verstehen sogar diese physische Welt nur dann recht, wenn wir sie als ein Abbild der wahren Wirklichkeit ansehen. Aber wir müssen die wahre Wirklichkeit in uns fühlen, wir müssen unseren Zusammenhang mit der geistigen Welt fühlen. Das können wir nur, wenn alles dasjenige intakt ist, was uns mit dem vorirdischen Dasein zusammenhält. Und all das wird befestigt durch eine, wenn ich so sagen darf, Vorliebe des Menschen für unbedingte Wahrheit und Wahrhaftigkeit. Nichts befestigt so sehr das ursprüngliche, echte Seinsgefühl des Menschen als der Sinn für Wahrheit und Wahrhaftigkeit. Sich verpflichtet fühlen, die Dinge, die man sagt, erst zu prüfen, sich verpflichtet fühlen, für die Dinge, die man sagt, erst die Grenzen zu suchen, innerhalb welcher man sie sagen kann, das trägt bei zur wirklichen inneren Konsolidierung des menschenwürdigen Seinsgefühls. Und dieses Seinsgefühl hängt eben zusammen damit, dass wir im physischen Leibe die Geistigkeit fühlen – sodass wir eine enge Verwandtschaft unseres physischen Leibes mit dem, was das Ideal der Wahrheit ist, anerkennen müssen.

Jedes Metall hat eine Beziehung zur Gesundheit

Jedes Metall hat eine gewisse Beziehung zur menschlichen Gesundheit, und ebenso jede Metallverbindung. Wenn der Mensch durchgeht durch das gesunde und kranke Leben, dann geht er fortwährend Verhältnisse ein zu demjenigen, was eigentlich der Erde ihre Erinnerungen gibt, zu den Metallen und ihren Verbindungen.

Verstorbene träufeln Gesundheit auf die Erde

Wir finden unter den verstorbenen Menschen durchaus solche, welche eine gewisse Zeit hindurch in der übersinnlichen Welt mitwirken an der wunderbaren Aufgabe – denn es ist eine wunderbare Aufgabe –, in die physische Welt hineinzugießen, hineinzuträufeln alles, was die Wesen der Erde in ihrer Gesundheit fördern kann, was sie zum Blühen und Gedeihen bringen kann. Wie wir durch gewisse Bedingungen Diener der bösen Mächte von Krankheit und Unglück werden können, so können wir Diener werden derjenigen geistigen Wesenheiten, welche Gesundheit und Wachstum befördern, die in unsere Welt blühendes Leben befördernde Kräfte aus der geistigen Welt hereinsenden. Denn das ist ja nur ein materialistischer Aberglaube, dass die physische Hygiene, die äußeren Einrichtungen allein das Gesundheit Fördernde sind. Alles, was im physischen Leben geschieht, wird dirigiert durch die Wesenheiten und Mächte der höheren Welten, die ihre Kräfte fortwährend in die physische Welt hineinsenden, sie hineinträufeln, die Kräfte, die in einer gewissen Weise frei wirken oder auf Menschen oder andere Wesen wirken als Gesundheit fördernde oder als Gesundheit und Wachstum schädigende.

Leitend in Bezug auf diese Vorgänge in Gesundheit und Krankheit sind gewisse geistige Mächte und Wesenheiten. Aber der Mensch wird im Leben zwischen dem Tode und der neuen Geburt Mitarbeiter dieser Mächte; und wir können, wenn wir uns in der richtigen Weise dazu vorbereitet haben, die Seligkeit genießen, daran mitzuarbeiten, die Gesundheit und Wachstum fördernden Kräfte aus den höheren Welten in diese unsere physische Welt hineinzuträufeln.

Das Geheimnis von Gesundheit und immerwährendem Leben

Jetzt blicken wir in eine Welt voll Leid und Irrtum, weil wir uns selber so weit von unserer ursprünglichen Bestimmung entfernt haben, dass wir uns durch unseren Blick, durch unsere Taten die Welt, die um uns herum ist, zur Maya verwandelt haben. Aber wir müssen uns nicht aus dieser Welt entfernen, um zur Seligkeit zu kommen, sondern was wir uns selber angetan haben und was bewirkt, dass wir die Welt nicht in ihrer wahren Gestalt, sondern in einer Illusion sehen, das müssen wir überwinden und uns zu unserer ursprünglichen Menschenbestimmung zurückführen. Denn es liegt uns zugrunde ein höherer Mensch. Würde dieser höhere Mensch, der tief verborgen in uns ist, die Welt anschauen, so würde er sie in Wahrheit erkennen, er würde nicht sein Sein durch Krankheit und Tod führen, sondern durch Gesundheit und Jugendfrische und immerwährendes Leben. Das ist der Mensch, den wir in uns selber mit einem Schleier überzogen haben, indem wir mit einem Ereignis der Weltentwicklung verbunden waren, das in uns nachwirkt und uns bezeugt, dass wir nicht isoliert dastehen, nicht durch den Durst nach Dasein des einzelnen Individuums in die Welt hineingeführt sind, sondern dass wir in der gesamten Menschheit ruhen und teilnehmen an einer Urschuld dieser gesamten Menschheit.

Gesundheit ist Götterwirken

Der Arzt muss in Beziehung stehen mit den Menschen. Er muss eingehen können von seiner Person aus auf alles Menschliche. Er muss die starke Kraft in sich selber fühlen, Götterwirken – denn Götterwirken ist es, was in der Gesundheit des Menschen sich auslebt –, Götterwirken in die Welt hereinzutragen.

Worinnen fasst sich denn das aus dem ganzen Wesen des Menschen hervorgehende Gesundsein zusammen? Was wird denn aus dem, was sich hereinlebt in die Grundempfindung, die gar nicht ausgesprochen, die nur dumpf erlebt zu werden braucht, was drückt sich aus in dieser Grundempfindung: Ich bin so organisiert, dass ich mich als in der Welt darinstehender, gesunder Mensch ansehen darf – was drückt sich denn aus in diesem gesunden Menschen?

Es drückt sich die Krone des menschlichen Lebens aus. Und diese Krone des menschlichen Lebens, das ist die Kraft der Liebe. Zuletzt strömt die Gesundheit, zuletzt strömen aber auch alle gesunden Seelenkräfte in jene Empfindung, in jenes Gefühl zusammen, das in Liebe den anderen Menschen, der neben uns steht, erfassen kann, weil wir den Menschen in uns gesund erkennen. So sprießt aus dieser gesunden Menschenerkenntnis die Liebe zum anderen Menschen, den wir als dasselbe erkennen, wie wir es sind. Wir finden uns wieder in dem anderen Menschen.

GESUNDHEIT INDIVIDUELL

Gesundheit ist individuell

Ein uralter Ausspruch hat sich besonders bei den primitiven Leuten heute noch erhalten. Man sagt so häufig, das, was der einfache Mensch an solchen Aussprüchen hat, enthalte sehr oft etwas Gutes. – Ja, aber ebenso oft ist es auch etwas Falsches! Und so ist es auch mit diesem Ausspruch: Es gibt viele Krankheiten, aber nur eine Gesundheit. – Das ist eben sehr töricht. Es gibt so viele Gesundheiten, wie es Menschen gibt: für jeden Menschen seine individuelle Gesundheit.

Darin liegt schon ausgesprochen, dass alle allgemeinen schablonenhaften Vorschriften, das und das sei für den Menschen gesund, ein Unding sind. Gerade der Teil der Menschheit, der vom Gesundheitsfieber befallen ist, leidet am allermeisten unter den allgemeinen Vorschriften für die Gesundheit und darunter, dass er, im Glauben, dass es überhaupt etwas gäbe, was man allgemein als Gesundheit bezeichnen könne, meint, das und das müsse man machen, das sei gesund. Es ist das Unglaublichste, dass nicht eingesehen wird, dass für einen Menschen einmal ein Sonnenbad gesund sein kann, dass es aber nicht verallgemeinert werden darf; es kann für einen andern sehr schädlich sein. Im Allgemeinen gibt man das zu, aber im Besonderen handelt man nicht danach. Wir müssen uns klarmachen: Gesundheit ist ein ganz relativer Begriff, etwas, was einer fortwährenden Veränderung unterliegt, besonders für den Menschen, der das komplizierteste Wesen auf dem Erdball ist.

So viele Gesundheitsverhältnisse wie Menschen

Nun hört man ja besonders in Mitteleuropa, ich weiß nicht, ob es in Westeuropa auch so ist, sehr häufig den Satz anführen, es gäbe nur eine Gesundheit und sehr, sehr viele Krankheiten. Dieser Ausspruch, an den vielfach geglaubt wird, kann aber doch einer wirklichen Menschenerkenntnis gegenüber nicht bestehen, denn der Mensch ist so individuell, so als besonderes Wesen gestaltet, dass eigentlich im Grunde genommen jeder und auch schon jedes Kind seine eigene Gesundheit hat, eine ganz besonders modifizierte Gesundheit. Und man kann sagen: So viele Menschen es gibt, so viele Gesundheitsverhältnisse und Krankheitsverhältnisse gibt es. Das schon weist uns darauf hin, wie wir unser Augenmerk immer darauf lenken müssen, die besondere individuelle Natur des Menschen zu erkennen.

Jeder ist auf seine Art gesund

Jeder Mensch ist auf seine eigene Art gesund. Leute kommen und sagen: Da ist ein Herzkranker, der hat diesen und jenen kleinen Fehler, den soll man kurieren. – Ich habe oft gesagt: Lassen Sie dem Menschen seinen kleinen Fehler. – Es brachte mir ein Arzt einen Kranken, der hatte das Nasenbein so unglückselig verletzt, dass er nun einen Nasengang verengt hat und so wenig Luft bekommt. Der Arzt sagte: Das muss operiert werden, das ist eine furchtbar leichte Operation. – Ich sagte: Lassen Sie die Operation! Der hat eine Lunge, die so konstruiert ist, dass er nicht mehr Luft bekommen darf; es ist ein Glück für ihn, dass er einen verengten Nasengang hat. So kann er noch zehn Jahre leben. Wenn er eine normale Nase hätte, dann würde er ganz gewiss in drei Jahren tot sein.

Was dem einen hilft, schadet dem anderen

Es soll auch heute, wie schon einmal bei einer ähnlichen Gelegenheit, an einen alten Ausspruch erinnert werden, der manchem einfällt, wenn von Gesundheit und Krankheit gesprochen wird, an den Ausspruch: Es gibt so viele Krankheiten und nur eine einzige Gesundheit! – Dieser Ausspruch erscheint im Grunde genommen manchen so selbstverständlich als möglich, und dennoch ist er ein Irrtum, ein Irrtum im eminenten Sinne des Wortes, denn es gibt nicht bloß eine Gesundheit, sondern so viele Gesundheiten, wie es Menschen gibt. Das ist es gerade, was wir in unsere Gesinnung aufnehmen müssen, wenn wir die Fragen nach dem Gesunden und Kranken im richtigen Lichte sehen wollen. Wir müssen in unsere Gesinnung aufnehmen, dass der Mensch ein individuelles Wesen ist, dass jeder Mensch anders beschaffen ist als der andere, und dass das, was dem einen heilsam und für den anderen schädlich und krank machend sein kann, ganz abhängt von seiner individuellen Beschaffenheit.

Dass diese Gesichtspunkte nicht so weit verbreitet sind, das zeigt eine Erfahrung, die jeder von uns täglich machen kann. Da fehlt einem dies oder jenes. Die Mutter erfährt es oder nimmt es wahr; sie erinnert sich, dass ihr in ähnlichen Fällen einmal dies oder jenes geholfen hat, also wird in dieser Weise draufloskuriert. Dann kommt der Vater, der sich erinnert, dass ihm einmal etwas anderes geholfen hat. Dann kommt die Tante, dann der Onkel; die sagen vielleicht: Frische Luft, Licht oder Wasser werden helfen. – Diese Verordnungen sind oft so einander widersprechend, dass sie gar nicht erfüllt werden können. Jeder hat sein Heilmittel, auf das er eingeschworen ist, und das muss dann losgelassen werden auf den armen Kranken. Wer hätte es nicht erfahren, dass diese sich überstürzenden guten Ratschläge, die von allen Seiten kommen, eigentlich eine recht missliche Sache sind, wenn dem Menschen dies oder jenes fehlt! Alle diese Dinge gehen hervor aus einer unrealistischen Denkweise, aus einer abstrakten Denkweise, aus einem Dogmatismus, der gar nicht beachtet, dass der Mensch ein individuelles Wesen, ein Einzelwesen ist. Jeder Mensch ist ein Wesen für sich, und darauf kommt es vor allen Dingen an: diese Realität Mensch ins Auge zu fassen, wenn man es mit den Erscheinungen von Gesundheit und Krankheit zu tun hat.

Durch die Natur zum Geist – und zur Gesundheit

Wenn einmal vom geisteswissenschaftlichen Standpunkt aus den Menschen Gesundheit werden soll, dann wird individuell vorgegangen werden müssen. Da wird jeder das zur Heilung bekommen, was seiner innersten Natur, seinem Temperament, seinem ganzen Charakter, seinem geistigen Aufbau zuträglich ist. Der Mensch aber steht stets doch in engstem Zusammenhang mit den ewigen Gesetzen; und nur nach diesen kann eine vollständige Heilung des Menschen, eine vollständige Harmonie des Menschen mit seinem physischen und psychischen Organismus herbeigeführt werden. Es gibt für den Menschen kein «Zurück zur Natur» in dem Sinne, als er in der Natur das Höchste zu sehen glaubt, sondern ein «durch die Natur zum Geist».

Das Kind als Vorbild: innere Sicherheit entwickeln

Wie kann der Mensch einen Maßstab für seine Gesundheit in sich selber gewinnen? Ein gewisser Leuchtturm könnte uns das Kind sein. Wir müssen uns daher durchaus vorhalten, dass das Kind in ganz bestimmter Weise seine Sympathie oder Antipathie für dieses oder jenes Nahrungsmittel äußert. Das sorgfältige Beobachten dieser Dinge würde für jeden von uns von außerordentlicher Wichtigkeit sein. Es ist manchmal durchaus verfehlt, wenn derjenige, der das Kind zu lenken und zu erziehen hat, die Instinkte, die da beim Kinde auftreten und sich als bestimmtes Wollen äußern, austreiben will, wenn man sie als Ungezogenheit betrachtet. Vielmehr ist es so: Was das Kind als Trieb, als Instinkt äußert, ist ein Anzeichen dafür, wie die innere Natur des Kindes geartet ist. Was das Kind empfindet und was ihm schmeckt, wonach es Verlangen hat, da ist die Empfindung, das Verlangen nichts anderes als der Ausdruck dafür, dass der Organismus gerade dieses oder jenes verlangt. Ja, ein Fingerzeig, oder, wenn wir radikaler sprechen wollen, ein Leuchtturm für die Erkenntnis kann uns dieser leitende Instinkt des Kindes sein. Wir können das ganze Leben durchwandern und werden überall die Notwendigkeit finden, dass der Mensch in gewisser Beziehung gerade diese innere Sicherheit in sich entwickeln muss für das, was sein Organismus braucht. Das ist unbequemer, als sich von dieser oder jener Partei die Richtung vorschreiben und sich sagen zu lassen, was für alle Menschen das Gute ist. Die Menschen haben es nicht so leicht wie die, welche mit einem bestimmten allgemeinen Rezept kommen, das man sich nur in die Tasche zu stecken braucht, um zu wissen, was den Menschen gesund machen und was ihn krank machen kann. Gerade wenn man mit einem solchen Leitfaden die Gesundheit betrachtet, wird man auch in Bezug auf die Krankheit sich klarmachen müssen, dass für die verschiedenen Menschen die verschiedensten Bedingungen für Gesundheit und Heilung vorliegen.

AUSWIRKUNGEN DER ERZIEHUNG

Wahre Menschenerkenntnis

Es ist erst eine wahre Menschenerkenntnis notwendig, bevor eine wahre Pädagogik begründet werden kann. Und eine wahre Menschenerkenntnis möchte die Anthroposophie erringen. Man kann den Menschen nicht so erkennen, dass man erst seine leibliche Wesenheit durch eine bloß auf das sinnlich Erfassbare begründete Wissenschaft in der Vorstellung aufbaut und dann frägt, ob diese Wesenheit auch beseelt ist und ob in ihr ein Geistiges tätig ist.

Für die Behandlung des Kindes ist eine solche Stellung zur Menschenerkenntnis schädlich. Denn weit mehr als beim Erwachsenen sind im Kinde Leib, Seele und Geist eine Lebenseinheit. Man kann nicht erst nach Gesichtspunkten einer bloßen Sinneswissenschaft für die Gesundheit des Kindes sorgen, und dann dem gesunden Organismus das beibringen wollen, was man für es seelisch und geistig angemessen hält. In jedem Einzelnen, das man seelisch-geistig an dem Kinde und mit dem Kinde vollbringt, greift man gesundend oder schädlich in sein Leibesleben ein. Seele und Geist wirken sich im Erdendasein des Menschen leiblich aus. Der leibliche Vorgang ist eine Offenbarung des Seelischen und Geistigen.

Lehren ist Heilen

Merkwürdig, in Bezug auf das geistige Leben ist der Menschheit im Zeitalter der Abstraktion und des Intellektualismus ein Begriff ganz verloren gegangen. Wenn wir nach Griechenland zurückgehen, so haben wir noch diesen Begriff. Es ist der Begriff, der zu gleicher Zeit ein gesundheitliches Heilen und ein Erziehen, ein Lernen und Lehren bedeutet. Man war sich noch im alten Griechenland bewusst, dass Lehren Gesundmachen des Menschen ist, dass dasjenige, was den Menschen seelisch, erzieherisch, unterrichtend beigebracht wird, in ihnen einen Heilprozess veranlasst. Der Unterrichtende im weitesten Umfange fühlte sich einstmals in der Menschheitsentwicklung als ein Heiler. Gewiss, die Zeiten ändern sich und damit der Charakter der menschlichen Entwicklung, und die Begriffe werden nicht in genau derselben Weise fortgelten können, wie sie einstmals gegolten haben. Wir werden nicht zurückgreifen können zu dem Begriff, dass die Menschheit eine sündige ist, dass wir also auch in dem Kinde ein Glied der sündigen Menschheit vor uns haben, das wir zu heilen haben und von da aus in der Pädagogik gewissermaßen nur einen Zweig der höheren, der geistigen Medizin zu sehen haben. Aber wir werden immerhin auf das Richtige sehen, wenn wir uns sagen: Je nachdem wir erzieherisch und unterrichtend auf das Kind wirken, bewirken wir für seine Seele im späteren Lebensalter Gesundes oder Krankes, geistig-seelisch Gesundes oder Krankes, das aber auch durchaus auf das Körperliche, auf das Physische übergehen kann.

Auswirkungen des Lebensumfelds
auf die spätere physische Organisation

Die Gesundheit des erwachsenen Menschen bis ins späteste Alter liegt in unserer Hand, je nachdem wir uns in der Umgebung des Kindes verhalten.

Das wichtigste Erziehungsmittel für ein Kind im ersten Lebensalter ist, wie man sich selber als Erwachsener in seiner Umgebung verhält. Ist das Kind ausgesetzt einem fortwährenden Leben und Treiben, das schnell verläuft, einem Hasten in seiner Umgebung, so wird einfach seine ganze physische Organisation die Neigung in sich aufnehmen, innerlich zu hasten. Und wer ein Menschenkenner ist, sodass er vom Geiste und von der Seele in der Beobachtung ausgehen kann, der sieht einem Kinde im elften, zwölften Lebensjahre an, ob es so behandelt worden ist, dass es in einer unruhigen, hastenden Umgebung war, oder in einer ihm angemessenen Umgebung, oder in einer zu langsamen Bewegung der Umgebung. Wir sehen es am Schritt des Kindes. Wenn das Kind in einer Umgebung war, die hastet, in der alles mit übermäßiger Schnelligkeit verläuft, in der die Eindrücke fortwährend wechseln, so tritt das Kind mit leisem Schritt auf. Es prägt sich die Art und Weise, wie das Kind seine Umgebung aufnimmt, bis zum Schritt, bis zum Schreiten in seiner physischen Organisation aus. Wenn das Kind in einer Umgebung ist, die ihm nicht genügende Anregung gibt, die es fortwährend zur Langeweile treibt, so sehen wir umgekehrt, wie das Kind mit einem viel zu schweren Tritt im späteren Leben durch die Welt geht.

Natürliches Gesundheitsempfinden des Kindes

Das Kind hat eine sehr gesunde Einsicht für das, was ihm gut oder schädlich ist. Es steht in einem solchen Verhältnis zur Außenwelt, dass es abweist, was dem physischen Körper, zum Beispiel dem Magen, nicht bekommt, und Begierde zeigt nach dem, was demselben frommt. Und töricht wäre es, den gesunden Begierden, welche die Entwicklung fördern, entgegenzuarbeiten und das Kind zum Beispiel zum Essen von Nahrungsmitteln zu zwingen, welche die natürlichen Instinkte austreiben. Jeder Anflug von Asketismus ist eine Ausrottung der natürlichen Gesundheit.

Ein Glück für die Gesundheit …

Es ist ein großes Glück, wenn man mit acht Jahren noch nicht so lesen und schreiben kann, wie es heute verlangt wird. Es ist ein großes Glück für die leibliche und seelische Gesundheit.

Erziehung kann leibliche Mängel ausbessern

Man hat … in der heutigen Zeit viel zu wenig Vertrauen in die sittlich-moralischen, seelisch-geistigen Kräfte der menschlichen Wesenheit. Man weiß nicht, wie intensiv die sittlich geistige, die moralisch-seelische Kraft in die leibliche Gesundheit des Kindes eingreifen kann, wie viel gerade durch eine echte, wahre Erziehungspraxis an Mängeln des Leiblichen ausgebessert werden kann.

Auf das Benehmen der Erziehenden kommt es an

Denn geradeso wie bei der Pflanze in dem Samen, der zur Wurzel wird, schon darin liegt, was nach langer Zeit in Blüte und Frucht zum Vorschein kommt, so liegt in dem Kinde bis zum Zahnwechsel hin, weil es für alles Seelische körperlich empfänglich ist, der Keim für Glück und Unglück, für Gesundheit und Krankheit für das ganze Erdenleben bis zum Tode hin. Und dasjenige, was wir als Lehrer oder Erzieher in das Kind einströmen lassen in der ersten Lebensepoche, die hinunterwirkt in Blut und Atmung und Verdauung, das ist wie ein Keim, der manchmal erst aufgeht in Form von Gesundheit und Krankheit des Menschen im 40., 50. Lebensjahr. Ja, so ist es: Wie der Erziehende sich benimmt gegenüber dem kleinen Kinde, damit veranlagt er es zum innerlichen Glück oder Unglück, zu Gesundheit oder Krankheit.

Gesundheit für das ganze Leben

Was Sie dem Kind sagen, was Sie das Kind lehren, das macht noch keinen Eindruck; es macht den Eindruck, dass es in der Sprache dasjenige imitiert, was Sie ihm sagen. Aber wie Sie sind, ob Sie gut sind und diese Güte in Ihren Gesten zum Vorschein bringen oder ob Sie böse sind, zornmütig sind und das in Ihren Gesten zum Vorschein bringen, kurz, alles, was Sie selber tun, setzt sich in dem Kinde drinnen fort. Das ist das Wesentliche. Das Kind ist ganz Sinnesorgan, reagiert auf alles, was durch Menschen als ein Eindruck in ihm hervorgerufen wird. Daher ist das Wesentliche, dass man nicht glaubt, das Kind könne lernen, was gut, was schlecht ist, könne dies oder jenes lernen, sondern dass man weiß: Alles, was man in der Nähe des Kindes tut, setzt sich im kindlichen Organismus in Geist, Seele und Leib um. Die Gesundheit des ganzen Lebens hängt ab davon, wie man sich in der Nähe eines

Kindes benimmt. Die Neigungen, die das Kind entwickelt, hängen ab davon, wie man sich in der Nähe des Kindes benimmt.

Altersgesundheit aus der Kindheit

Und ebenso wie das Ohrläppchen gebildet ist nach der Bildung des Ganzen und auch nach der Bildung, sagen wir des kleinen Fingers oder des Knies und so weiter, so steht dasjenige, was der Mensch im 50. Lebensjahr erlebt an physischer Gesundheit, an Krankheit, an seelischem Aufgeräumtsein oder Niedergeschlagensein, an geistiger Klarheit oder Dumpfheit, diese seelische Konfiguration des Menschen im 50. Lebensjahr steht im innigsten Verhältnis zu dem, was der Mensch im 10., 7. oder 4. Lebensjahr in dieser Beziehung in sich trug. So wie die Glieder im Raumesorganismus, so stehen die zeitlich voneinander getrennten Glieder im Zeitenorganismus in Beziehung zueinander.

Gesundender Schlaf

Zum menschlichen Leben gehört ein Drittel der Zeit, die eigentlich von unserer nur auf das Äußerlich-Materielle sehenden Zivilisation gar nicht berücksichtigt wird: das ist das Schlafesleben. Es gibt im menschlichen Erdendasein einen regelmäßigen Rhythmus zwischen Schlafen und Wachen. Dieser regelmäßige Rhythmus spielt die denkbar größte Rolle im menschlichen Erdendasein, und man darf nicht glauben, dass der Mensch, wenn er schläft, untätig ist. Er ist für die äußere materielle Zivilisation untätig; für sein eigenes Wesen, für seine Gesundheit, namentlich aber für die Gesundheit der Seele, für die Gesundheit des Geistes ist in der Tat der Schlaf ein Allerwichtigstes. Und fortwährend wird dasjenige, was der Mensch während des Wachens ausführt – besonders ist dies beim Kinde der Fall –, in das Schlafesleben hineingetragen. Und wir können, indem wir richtig erziehen, für ein gesundes Schlafesleben sorgen.

Gedächtnisreste zu Körperresten

Die Gesundheit der älteren Menschen auf Erden ist abhängig von der Art und Weise, wie man sich verhält im kindlichen Lebensalter zur Seele. Wie du das Gedächtnis ausbildest, so wirkst du nach einer gewissen Periode auf den Stoffwechsel. Lässt du zwischen dem 7. und 14. Jahre Gedächtnisreste, die nicht verarbeitet werden von der Seele des Kindes, so lässt der Körper dieses Menschen, zwischen dem 35. und 45. Jahre ungefähr, Körperreste, die sich einlagern und die Rheumatismus oder Diabetes bewirken.

Schneller gesund dank geistiger Regsamkeit

In zahlreichen Fällen verdanken die Menschen ihre schnelle Gesundung oder ihre schmerzlose Gesundung dem Umstande, dass sie in reger geistiger Beteiligung in der Jugend fleißig die Eindrücke, die sich ihnen darboten, aufgenommen haben. Da sehen Sie die Einflüsse des Geistes auf den Leib!

Glatze durch falsches Lernen

Lernt das Kind zu früh lesen, dann führt man es zu früh in die Abstraktheit hinein. Und Sie würden unzählige spätere Sklerotiker beglücken für ihr Leben, wenn Sie ihnen nicht zu früh das Lesen beibrächten als Kinder. Denn diese Verhärtung des ganzen Organismus – ich nenne es populär so –, die in der mannigfaltigsten Form der Sklerose später auftritt, die kann man zurückverfolgen zu einer falschen Art, das Lesen beizubringen. Natürlich kommen diese Dinge auch noch von vielen anderen Sachen, aber darum handelt es sich, dass es diese Dinge durchaus gibt, dass ein naturgemäßer Unterricht vom Seelisch-Geistigen aus überall hygienisch auf den Leib wirkt. Erfassen Sie, wie Sie den Unterricht und die Erziehung gestalten sollen, so erfassen Sie zu gleicher Zeit, wie Sie dem Kinde die beste Gesundheit fürs Leben geben. Und Sie können ganz sicher sein: Würden gesündere Methoden im heutigen Schulwesen herrschen, dann würde gar mancher vom männlichen Geschlecht nicht so früh mit einem Glatzkopf herumgehen, wie das sehr häufig der Fall ist.

Diabetes durch übermäßiges Pauken

Wenn man nun das Hygienisch-Therapeutische, wie man es ja immer muss in einer richtigen Pädagogik, in die Schule hineinzutragen hat, sieht man, wie die Art und Weise, wie man seelisch-geistig im Unterricht auf die Kinder wirkt – wenn ich pädagogische Vorträge halte, so setze ich ja diese Dinge auseinander –, zwar vielleicht manchmal nicht sofort, aber im Verlauf des Lebensprozesses die mannigfaltigsten gesundenden und krank machenden Wirkungen haben kann. Ich will nur eines erwähnen. Der Lehrer kann zum Beispiel mit Bezug auf das Gedächtnis des Kindes in der richtigen Weise vorgehen, indem er ihm nicht zu viel und nicht zu wenig zumutet. Geht er unrichtig vor, mutet er dem Gedächtnis zu viel zu im achten, neunten, zehnten, elften Lebensjahre, hat er nicht den richtigen pädagogischen Takt nach dieser Richtung, dann wird dasjenige, was da die Seele vollbringen muss in einer übermäßigen Erinnerungstätigkeit, in einer künstlich gezüchteten Erinnerungstätigkeit, sich später im Leben ausleben als allerlei physische Erkrankungen. Man kann nachweisen den Zusammenhang zwischen dem Diabetes und falschen Gedächtnismethoden im Unterricht.

Sinnlichkeitsfreie Vorstellungen wirken gesundend

Es ist ... für das innerste Wesen des Menschen von großem Nutzen, in Vorstellungen zu leben, die man nicht anschauen kann ..., die man eben nicht mit den Händen greifen kann, die sich nicht auf Äußeres, Materielles beziehen, die mit einem Wort sinnlichkeitsfrei sind. Das sind Dinge, die einst, wenn man wieder mehr auf das Spirituelle sehen wird, einen großen Einfluss auf pädagogische Prinzipien haben werden. Nehmen wir zum Beispiel die einfache Vorstellung: drei mal drei ist neun. Am besten bil-

den sich die Kinder eine solche Vorstellung, wenn es sinnlichkeitsfrei geschieht. Es ist nicht gut, wenn sie zu lange
drei mal drei Bohnen nebeneinanderlegen, denn dann
kommen sie gar nicht über die sinnliche Vorstellung hinaus. Wenn Sie aber die Kinder daran gewöhnen, vielleicht
zuerst, aber nicht zu lange, an den Fingern abzuzählen,
dann es aber mit dem reinen Denken mathematisch zu
verfolgen, dann wirkt diese Vorstellung gesundend und
ordnend auf die Kinder.

Erziehung ist Heilung

Es war in alten Zeiten,
Da lebte in der Eingeweihten Seelen
Kraftvoll der Gedanke, dass krank
Von Natur ein jeglicher Mensch sei.
Und Erziehen ward angesehen
Gleich dem Heilprozess,
Der dem Kinde mit dem Reifen
Die Gesundheit zugleich erbrachte
Für des Lebens vollendetes Menschsein.

ERNÄHRUNG UND BEWEGUNG

Feinschmecker des Lebens

Es handelt sich nicht darum, auch bei der Gesundheit zu sagen: Das und das sollst du tun! – Es handelt sich darum, für Freude und Befriedigung zu sorgen. Hierin gerade ist der Geisteswissenschafter ein vollständiger Feinschmecker des Lebens. Wie ist das auf die Gesundheit zu übertragen? Wir müssen uns klar sein darüber, dass, wenn wir jemandem irgendeine Vorschrift geben in Bezug auf die Gesundheit, wir gerade das treffen müssen, was seinem Astralleib Freude, Wonne, Lust gibt. Denn vom Astralleib wird gewirkt auf die andern Glieder. Das ist aber leichter gesagt als getan.

Geistig genießen – inneren Halt finden

Man denkt heute vielleicht gerade von dem Geisteswissenschafter, dass ihm das Essen etwas Gleichgültiges ist, was er verständnislos hineinstopft. Sich bewusst zu werden, was es heißt, einen Teil des Kosmos zu sich zu nehmen, der vom Sonnenlicht durchglüht ist, von dem geistigen Zusammenhang zu wissen, in dem unsere Umwelt steht, sie nicht nur physisch, sondern auch geistig zu genießen, das befreit uns von allem krank machenden Ekel, von aller krank machenden Überlastung. So sehen wir, dass es große Anforderungen … stellt, das Gesundheitsstreben in die richtigen Bahnen zu lenken. Aber die Geisteswissenschaft wird die Menschen stark machen. Sie wird immer mehr jeden Menschen, der sich ihr widmet, zur Norm seiner selbst machen. Das ist zugleich das edle Freiheitsstreben, das aus der Geisteswissenschaft kommt und das den Menschen zum Herrscher seiner selbst macht. Jeder Mensch ist eine individuelle Wesenheit hinsichtlich seiner Eigenschaften sowohl wie seiner Gesundheiten und Krankheiten. Wir sind in den gesetzmäßigen Zusammenhang der Welt gestellt und müssen unser Verhältnis zur Welt kennenlernen.

Keine äußere Macht kann uns helfen. Wenn wir diesen starken inneren Halt finden, so sind wir erst ganze Menschen, denen nichts genommen werden kann. Aber es kann uns auch niemand etwas geben. Wir werden uns jedoch in Gesundheit und Krankheit zurechtfinden, weil wir den starken inneren Halt in uns selbst haben.

Rhythmus heilt Ernährungsschäden

Namentlich Essen und Trinken ist etwas, was uns fortwährend krank macht. Wir können es auch gar nicht vermeiden, uns fortwährend durch Essen und Trinken an unserer Gesundheit zu schädigen. Derjenige, der es im Überfluss tut, schadet sich nur zu viel; aber einen geringen Grad des Schadens fügen wir uns immer zu. Wir heilen fortwährend unser Krankwerden von dem rhythmischen System aus.

Gesund – mit Freude, Lust und Befriedigung

Wer sich nach Gesundheit sehnt, der muss in Betracht ziehen, was in der Realität mit den leicht missverständlichen Worten: Behagen, Lebenslust und Lebensfreude gesagt werden kann. Bei den primitiven Menschen ist Lebensfreude, Lebensbefriedigung, Lebenslust vorhanden. Bei dem Menschen, bei dem äußeres und inneres Leben in Harmonie stehen, bei dem harmonisch ausgebildeten Menschen muss es sich so verhalten, dass, wenn irgendwo Unlust vorhanden ist, wenn irgendetwas schmerzt, leiblich oder seelisch, dieses Unlustgefühl ein Anzeichen für irgendeine Krankheit, für eine Disharmonie ist. Deshalb ist in aller Erziehung, in aller öffentlichen Arbeit nicht schablonenmäßig zu arbeiten, sondern aus der Breite der Kulturanschauung heraus, sodass dem Menschen Freude und Befriedigung am Leben möglich ist.

Sonderbar, dass das gerade von einem Vertreter der Geisteswissenschaft gesagt wird! Das sagt nun die Geisteswissenschaft, der man vorwirft, sie strebe nach Askese! Wenn einer, der eine große Freude daran hat, jeden Abend ins Tingeltangel zu gehen oder seine acht Maß Bier zu trinken, Leute findet, die an etwas Höherem Freude finden, da sagt er eben: Sie kasteien sich. – Nein, kasteien würden sich diese Leute, wenn sie sich zu ihm setzten. Wer am Tingeltangel und dergleichen Freude hat, der gehört dahin, und es wäre verkehrt, ihm die Freude zu nehmen. Gesund wäre es nur, ihm den Geschmack daran zu nehmen.

Freude als Gradmesser

Nehmen wir die Instinkte des Kindes, wie sie sich ausdrücken in Sympathie und Antipathie gegenüber diesem oder jenem Nahrungsmittel. Nehmen wir das Ekelgefühl, mit dem es dies oder jenes zurückweist als ein Anzeichen, welches darauf hinweist, dass auch das, was an sich zugrunde liegt dem Gesundsein des physischen Leibes, der astralische Leib – der aus Gefühlen und Empfindungen, aus Impulsen und Begierden besteht –, dass auch das Geistig-Seelische gesund sein muss und dass, wenn eine Abweichung von dem Gesunden im Menschen erblickt wird, man auch auf die Gesundung des astralischen Leibes achten muss. Fragt man heute wirklich noch, wenn diese Fragen in Betracht kommen, was des Menschen Seele erlebt gegenüber der Außenwelt?

Der Geisteswissenschaftler muss darauf hinweisen, dass es im Grunde genommen wenig darauf ankommt, ob man einen Menschen, der an diesem oder jenem erkrankt, da- oder dorthin schickt, weil man glaubt, die Luft oder das Licht werde aus äußeren mechanischen oder chemischen Gründen gesundend auf ihn wirken. Eine andere, viel größere Frage ist es, ob ich ihn in eine solche Umgebung bringen kann, dass er Freude, Erhebung, in gewisser Beziehung eine Durchleuchtung seines ganzen Gefühlslebens nach einer bestimmten Richtung erfahren kann. Wenn wir dies im Großen betrachten, so werden wir auch verstehen, dass es zu dem Gesundsein gehört, dass dem Menschen eine Speise schmeckt, dass der Mensch sozusagen in seinem Geschmacke, in der unmittelbaren Geschmacksempfindung, in der Annehmlichkeit und Freude, die ihm die Speise bereitet, einen Gradmesser hat für dasjenige, was er essen soll, und dass der Mensch auf der anderen Seite an dem richtig auftretenden Hungergefühl einen Gradmesser hat dafür, wann sein Organismus essen soll.

Wenn Fleisch Ekel auslöst

Es gibt sogar unter den Theosophen solche, die sich so «kasteien», dass sie kein Fleisch mehr essen. Wenn das Leute wären, die durchaus noch Gier nach Fleisch haben, dann wäre dies höchstens eine Vorbereitung für einen späteren Zustand. Es kommt aber eine Stufe, wo der Mensch eine solche Beziehung zur Umgebung hat, dass es ihm unmöglich wird, Fleisch zu essen. Ein Arzt, der auch kein Fleisch aß, aber nicht aus dem Grunde, weil er Theosoph war, sondern weil er diese Lebensweise für gesund hielt, wurde von einem Freunde gefragt, warum er kein Fleisch äße. Er antwortete mit der Gegenfrage: Warum essen Sie denn kein Pferde- oder Katzenfleisch? Und da musste freilich der Freund sagen, das sei ihm ekelhaft, obwohl er Schweinefleisch, Rindfleisch und so weiter aß. So war dem Arzte eben alles Fleisch ekelhaft.

Innere Gesundungskräfte

Der Naturheilkundige steht oftmals – nicht immer – auf dem Standpunkte, dass es vor allen Dingen nicht darauf ankomme, ob irgendein spezifisches Heilmittel eine Krankheitsschädigung aufhebt, sondern darauf, den Organismus und seine Tätigkeit zu unterstützen, damit er seine inneren Gesundungskräfte wachruft, um dem Krankheitsprozess zu begegnen. So wird der Naturheilkundige vor allen Dingen darauf bedacht sein, auch dem Gesunden zu raten, die Tätigkeit des Organismus zu unterstützen. Er wird zum Beispiel betonen, dass es auch für Gesunde weniger darauf ankomme, ob eine Nahrung dem Menschen besonders Gelegenheit gäbe, sagen wir, sich vollzupfropfen mit dem oder jenem, sondern ob eine Nahrung dem Menschen Gelegenheit gibt, seine inneren Kräfte so aufzurufen, dass sie in Tätigkeit kommen.

Das Gesundende in der Nahrung

Wertlos ist auch meistens jede Diätvorschrift. Dass mir der andere sagt, das und das ist gut für mich, das macht es nicht aus. Dass ich im Aufnehmen der Nahrung Befriedigung empfinde, darauf kommt es an. Der Mensch muss Verständnis haben für sein Verhältnis zu diesen oder jenen Nahrungsmitteln. Wir sollen wissen, was für ein geistiger Prozess da vor sich geht zwischen der Natur und uns. Alles zu vergeistigen, das ist das Gesundende.

Aktive Mitarbeit

Ich kann notwendig erachten für mich eine gewisse Diät. Die kann sehr gut sein für mich. Aber es ist ein ganz beträchtlicher Unterschied, ob ich durch eigenes Ausprobieren zu dieser Diät komme, dadurch, dass ich selber auf das oder jenes komme, oder indem ich sie mir einfach vom Arzte vorschreiben lasse. ... Nicht wahr, es schaut vor der materialistischen Gesinnung so aus, als ob es denselben Dienst tut, wenn die für mich gute Diät von mir selber instinktiv gefunden ist, ich sie mir erarbeitet habe, vielleicht unter der Anleitung des Arztes erarbeitet habe, selber dabei Initiative entwickelt habe, oder ob ich sie mir einfach vom Arzte verschreiben lasse. Das letzte Ende, möchte ich sagen, dieser Wirkungen zeigt sich darinnen, dass mir ja die vom Arzte vorgeschriebene, befolgte Diät zunächst nützen wird, aber sie hat leider das Schädliche, dass sie mich im Alter leichter zur Vertrottelung führt, als ich sonst käme, dass sie zum Altersschwachsinn führt, während das aktive Mitarbeiten bei der Diät mich bis ins Alter hinein – natürlich kommen andere Faktoren, durch die das bedingt ist, hinzu – leichter geistig beweglich erhält.

Déformation professionelle

Wenn ... Anthroposophie einmal so weit sein wird, dass sie in unsere Schulen eindringt, dass sie überall die Dinge geltend macht, wird etwas anderes noch kommen. Dann wird man nämlich wissen, welche Bewegungen beim Men-

schen für seine Gesundheit und seine ganze Stoffwechsel-
entwicklung richtig und welche falsch sind. Dann wird
die Zeit kommen, wo man die Arbeit nach dem Menschen richten wird. Heute richtet man die Arbeit nach den
Maschinen. Heute muss der Mensch so sich bewegen, wie
es die Leute, welche die Maschine entdeckt haben, angemessen finden. Später wird man finden: Nicht dasjenige,
was von den Maschinen kommt, ist die Hauptsache, sondern der Mensch ist die Hauptsache.

Die Organe in Tätigkeit bringen

Die Funktion der Organe wird der Naturheilkundige vor
allem auch beim gesunden Menschen betonen. Er wird
sagen: Du wirst dein Herz nicht kräftig machen, wenn du
dich bemühst, es mit Aufpeitschungsmitteln fortwährend
anzuspornen, sondern du wirst dein schwaches Herz
dadurch stärken, dass du es in Tätigkeit bringst, dass du
zum Beispiel Bergpartien machst und so weiter. – So wird
derjenige, der auf die Tätigkeit der Organe des Menschen
ausgeht, auch dem gesunden Menschen anraten, seine
Organe in sachgemäßer Art in Tätigkeit zu bringen.

Passive Bewegung schwächt das Herz

Da möchte ich Sie vor allen Dingen einmal darauf hinweisen, dass Sie gründlich den Versuch machen, alles dasjenige, was Ihnen als Schädigungen des Herzens ent-
gegentritt, zurückzuführen auf die gestörte menschliche
Tätigkeit. Sie sollten einmal Untersuchungen darüber
anstellen, wie anders sich die Herztätigkeit gestaltet bei
einem Menschen, der, sagen wir, als Bauer seinen Acker
bearbeitet und nicht viel von dieser Tätigkeit wegkommt,
seinen Acker zu bearbeiten, und wie anders sich die Herztätigkeit gestaltet bei Menschen, die zum Beispiel zu ihrem
Berufe viel Automobil fahren müssen oder auch nur viel
Eisenbahn fahren müssen. Es wäre außerordentlich inter-
essant, gerade darüber einmal tiefer gehende Untersuchungen anzustellen. Denn Sie werden finden, dass die Inkli-

nation zu Herzkrankheiten im Wesentlichen abhängig ist davon, ob der Mensch, während er durch ein äußeres Mittel bewegt ist, selber still sitzt, also im Eisenbahnwagen oder im Auto sitzt und bewegt wird. Dieses passive Hingeben des Menschen an die Bewegung ist dasjenige, was alle Prozesse, die sich im Herzen stauen, gewissermaßen deformiert.

Aktive Bewegung stärkt durch Wärmeentwicklung

Nun hängt alles dasjenige, was auf diese Weise in der Welt des Menschen spielt, zusammen mit der Art und Weise, wie er sich erwärmt. Und da sehen Sie die Verwandtschaft der Herztätigkeit mit dem Impuls der Wärme in der Welt, mit welcher der Mensch zusammenhängt. Sie sehen daraus, dass, wenn der Mensch genügend Wärme entwickelt durch seine eigene Tätigkeit, dieses gewisse Maß von genügender Wärmeentwicklung im Lebensprozess durch seine eigene Tätigkeit zu gleicher Zeit das Maß für die Gesundheit des menschlichen Herzens ist.

Harmonische Bewegung geht von der Seele aus

Wenn viele Menschen heute klagen, dass ihnen dies oder jenes wehtue, ohne dass ihnen so recht etwas fehlt, so ist das gar nicht zu verwundern; denn der Mensch versucht heute nicht mehr, wie es die Griechen taten, einen Einklang herzustellen zwischen den äußeren Bewegungen des physischen Leibes und denen des Ätherleibes. Und wenn er es doch tut, so macht er etwas sehr Komisches. Wenn er sich sagt: Es war von den Griechen sehr gescheit, was sie in den Olympischen Spielen gemacht haben, also machen wir das auch, dann ist das wirklich sehr komisch; denn es bedeutet nichts anderes, als wenn zum Beispiel einem Menschen von fünfundzwanzig Jahren es nicht gefallen würde, an einer Universität zu studieren, und er lieber das tun würde, was ein fünf- oder zehnjähriger Knabe macht. Einfach das Griechische in unsere Zeit herüberzunehmen, ist das Lächerlichste, was man tun kann; es ist eine Versündigung am Vertrauen in die Menschheitsentwicklung. Wenn das heute gesucht werden soll, was die Griechen auf ihre Art in den Olympischen Spielen suchten, dann muss Eurythmie sich einleben in die Menschheit, dann müssen die Menschen versuchen, die Gesundheit ihres Leibes von der Seele aus dadurch zu bewirken, dass sie den Ätherleib nicht verkümmern lassen, sondern den physischen Leib die vom Ätherleib geforderten Bewegungen machen lassen. Das ist die hygienische Seite der Eurythmie.

Bewegung als Ausdruck für das Geistige

Man hat auf der einen Seite das Europa überflutende, ganz dem Materialismus Angehörige und trägt den Materialismus bis in die Bewegung der Menschen hinein durch den Sport, der dem Amüsement der Menschen, der Sucht, sich gesund zu machen, dient, der ganz materialistisch ist, während bei uns jede Bewegung der Ausdruck für das Geistige ist, die genau dem entspricht, was mitteleuropäische Spiritualität ist. Immer handelt es sich darum, auf diesem Boden zu arbeiten und aus diesem Boden heraus die Früchte der geistigen Entwicklung zu treiben.

Durchgeistigtes und beseeltes Turnen

Dasjenige, was heute in der Schule getrieben wird als Turnen, es wird bloß aus dem Leibe heraus gedacht; einmal wird es an der Stelle dieses Turnens auch diese Eurythmie geben. Diese Eurythmie, sie wird durchgeistigtes Turnen, beseeltes Turnen sein. Der Mensch wird nicht nur diejenigen Bewegungen machen im Turnen, die er macht, weil ihm der Anatom, der Physiologe, der Naturwissenschafter sagt, dass dies körperlich gesund sei; man wird einsehen, wie die Gesundheit auch vom Seelischen, vom Geistigen ausgeht und wie der Mensch tatsächlich beseelte Bewegungen dann macht, beseelte, durchgeistigte Bewegungen. Und man hat in der Waldorfschule schon sehen können, wo immer eine Stunde nur das gewöhnliche Turnen, die andere Stunde diese Eurythmie mit den Kindern eben getrieben wird, wie die Kinder dabei sind, wie sie sich enthusiasmiert fühlen von dem, dass sie nun Bewegungen machen, die nicht bloß aus dem Leibe heraus gedacht sind, sondern die aus Geist und Seele heraus gedacht sind.

Gesundheitsfördernde Bewegungen

Diejenigen Bewegungen, die da herausgeholt werden aus der menschlichen Gestalt, sind durchaus in derselben Strömung laufend, in der des Menschen Wachstums-, Gestaltungskräfte liegen, in der alles dasjenige liegt, was im menschlichen Kreislauf, in der menschlichen Atmung als normale Bewegungen, als gesundheitsfördernde, gesundheitserhaltende Bewegungen enthalten ist. Daher kann man, indem man die Bewegungen, welche hier künstlerisch zum Ausdrucke gebracht werden, erweitert, entsprechend weiter gestaltet, auch eine therapeutisch-hygienische Eurythmie ausgestalten.

Gesundes Überfließen

Als durch eine größere Anzahl von Ärzten, die sich innerhalb unserer anthroposophischen Bewegung gefunden haben, die Pflege des Therapeutisch-Medizinischen aus dem Anthroposophischen heraus kam, da wurde auch das Begehren rege, diese aus der gesunden Natur des Menschen herausgeholten Bewegungen, wo sich der Mensch tatsächlich so äußert, so offenbart, wie es seinem Organismus angemessen ist, auch in der Therapie, in der Heilkunst zu verwerten. Die Eurythmie ist ja in dieser Beziehung wirklich dasjenige, was aus dem Menschen herauswill. Derjenige, der eine Hand versteht, der weiß doch, dass eine Hand nicht da ist, damit man sie als ruhend anschaut. Die Finger haben gar keinen Sinn, wenn man sie nur als ruhende anschaut; die Finger haben einen Sinn, wenn sie greifen, umfassen, wenn sie in Bewegung versetzt werden aus ihrer ruhigen Form. Man sieht ihnen schon die Bewegung an. So ist der ganze Mensch; dasjenige, was als Eurythmie aus der Bewegung hervorgehen kann, ist eben das gesunde Überfließen seines Organbaues in die Bewegung. Sodass man, natürlich nicht so, wie sie hier als Kunst auftritt, sondern in umgestalteten, ähnlichen, aber doch wieder andersgearteten Bewegungen diese Eurythmie als Heileurythmie in der Therapie verwenden kann, indem man sie als Hilfsmittel bei der Therapie in der Erkrankung verwendet, wo man weiß, diese Bewegung wirkt zurück in der Gesundung auf diese oder jene Organe.

Wiederum haben wir gute Erfolge damit bei unseren Kindern in der Waldorfschule erzielt. Da ist es allerdings notwendig, dass man eine wirkliche Einsicht in die Kindernatur hat. Man hat ein Kind, das ist in einer gewissen Weise schwach, kränklich. Man gibt ihm diejenigen Bewegungen, die es gesund machen. Und da ergeben sich tatsächlich, man kann das in aller Bescheidenheit sagen, die allerglänzendsten Resultate. Aber das alles wird nur mit allen Dependancen bestehen können, wenn die Eurythmie als Kunst voll entwickelt wird.

GESUNDHEIT UND INNERE ENTWICKLUNG

Richtige Gedanken

Richtige Gedanken bewirken Gesundheit, falsche aber Krankheit.

Gesundung der Seele durch Bilder

Wer aber sieht, was keine äußere Wahrnehmung aufnehmen kann, wer das aufnimmt, der schafft das Gegenstück zu der äußeren Wahrnehmung, das notwendig ist zur vollständigen Gesundung der Seele und des Leibes. Diese Gesundung der Seele kann nicht durch abstrakte Theorien und Gedanken herbeigeführt werden, die zu dünn, zu dürftig sind. Mächtig wirkt dagegen, was sich aus dem Begriffe in ein Bild verwandelt.

Mathematik unterstützt die Heilung

Wer aber tiefer hineinschauen kann, der weiß, von welchen tief innerlichen Bedingungen eine Heilung abhängen kann. Nehmen wir zum Beispiel an, ein Mensch wird von einer gewissen Krankheit befallen, von einer Krankheit, die innere Ursachen hat, nicht also etwa Schenkelbruch oder verdorbener Magen, denn dabei handelt es sich auch um äußere Ursachen. Jeder, der tiefer in diese Dinge eindringen will, wird sehr bald einsehen, dass bei einem Menschen, der sich viel und gern mit mathematischen Vorstellungen beschäftigt, ganz andere Bedingungen der Heilung vorhanden sind als bei einem anderen, der sich nicht damit beschäftigen mag. Das ist eine Tatsache, die Sie darauf hinweist, welch ein merkwürdiger Zusammenhang besteht zwischen dem geistigen Leben eines Menschen und dem, was die Bedingungen seiner äußeren Gesundheit sind.

Religion als Gesundheitsbedingung

Ein anderes Beispiel: Es liegen wieder ganz andere Gesundheitsbedingungen vor bei zwei Menschen, von denen der
eine ein Atheist im schlimmsten Sinne und der andere ein
tief religiös veranlagter Mensch ist. Wieder kann es geschehen, dass, wenn beide von derselben Krankheit befallen
werden, Sie mit denselben Heilmitteln den religiösen gesund machen und den anderen nicht.

Kräftigung durch Meditation

Man sollte die Meditation in Anwendung bringen kurz
vor dem Einschlafen, nachdem wir alle Gedanken, die uns
noch an das Tagesleben mit seinen Freuden und Genüssen,
mit seinen Sorgen und Mühen verknüpfen, aus unserer
Seele verbannt haben. Die Meditation muss unser letzter
Gedanke sein, den wir mit hinübernehmen in die andere
Welt, damit die geistigen Wesenheiten sich mit ihnen verbinden können. Wir tauchen unter in ihre Ätherkörper, sie
durchdringen uns mit ihren Kräften, damit wir neue Kräfte
und frische Gesundheit für den kommenden Tag von ihnen
empfangen können. Wie oft gehen leider viele Menschen
hinüber in ihr Schlafleben mit Gedanken an allerlei Genüsse
des alltäglichen materiellen Lebens. Diese Gedankenaus-
strömungen erzeugen Schwingungen, welche abstoßend
auf die geistigen Wesenheiten wirken, und der Mensch
wirkt dadurch in hohem Maße seiner geistigen sowohl wie
seiner gesundheitlichen Entwicklung entgegen. So wie wir
nun des Abends untertauchen in die geistige Atmosphäre,
so sollen wir auch wiederum des Morgens beim Erwachen
nicht gleich Beschlag nehmen von alledem, was unser
Leben am vorigen Tage von Mühen und Lasten, Sorgen,
Begierden und Leidenschaften erfüllt hat. Drängen wir
dies alles noch eine Zeit lang hinweg, lassen wir unsere
Gedanken noch ein wenig verweilen in den Gebieten, aus
denen wir eben entstiegen sind; und wir werden auch hier
nach längerer oder kürzerer Übung empfinden, wie auch
dieses unsere Entwicklung fördert und nicht allein für
unser inneres Wesen, denn auch aus unseren Augen, aus

unseren Händen wird ihre strahlende Kraft, die in uns ein-
geflossen ist, übergehen in unsere Taten zum Heile der
Menschheit.

Glücklich und gesund

Glück und Freude und Lust und Befriedigung, die die
Grundlagen für ein gesundes Leben sind, entspringen
immer demselben Grunde, dem Gefühle eines inneren
Lebens, das die Begleiterscheinung von Produktivität, von
innerer Tätigkeit ist. Glücklich ist der Mensch, wenn er
tätig sein kann.

Das Gesundende

Das Gewahrwerden einer inneren Tätigkeit ist das Gesundende.

Aufmerksamkeit

Aufmerksamkeit zu verwenden auf das, was man tut, heißt
immer, seinen innersten Wesenskern mit seinem Tun in
innigen Zusammenhang zu bringen. Alles das, was unseren innersten Wesenskern in Zusammenhang mit dem
bringt, was wir tun, stärkt unseren Äther- oder Lebensleib,
und wir werden dadurch gesündere Menschen.

Gesunde Lebensweise aus innerer Stärke

Gesund ist es, wenn Gesundheit Lust, Krankheit Unlust
bringt. Diese gesunde Lebensweise können wir erst erwer-
ben, wenn wir uns innerlich stark machen.

Hingabe an das Geistige

Eine starke Hingabe an das Geistige kann bewirken, dass
das Geistige gesundend wirkt.

Gedächtnis und Gesundheit

Wenn die Erinnerungsfähigkeit, wenn das Gedächtnis im Menschen gestört ist, verliert er seine normale seelische Gesundheit.

Erinnerung hält gesund

Unsere gewöhnlichen Gedanken würden nicht gesund in unserem Bewusstsein enthalten sein, wenn wir uns nicht ihrer erinnern würden. An unserer Erinnerungsfähigkeit, an unserem Gedächtnisse hängt außerordentlich viel für die gesunde Entfaltung unseres Seelenlebens, unserer geistigen Gesundheit. Nur derjenige, der eine kontinuierliche Erinnerung hat für alle Wachzustände bis zu einem gewissen Punkte in seiner Kindheit, der ist geistig gesund.

Gesund erinnern – gesund leben

Davon, dass wir uns in gesunder Weise erinnern können, fortlaufend bis in unsere Kindheit zurück, an dasjenige, was wir erlebt haben, davon hängt die gesamte Gesundheit unserer Seele, ja die Gesundheit unseres Menschenlebens ab.

Seelische und leibliche Entwicklung

Dasjenige, an das man sich vielleicht als älterer Mensch als an die Erlebnisse seiner Kindheit erinnert, das holt man aus Seelentiefen herauf. Beobachtet man den Vorgang, so schaut man, wie das schon innig verflochten ist mit der ganzen Leiblichkeit, wie es wie ein seelisches Blut unsere Leiblichkeit durchdringt, wie es stark den Charakter angenommen hat, den die Kräfte haben, die das Gewohnheitsmäßige in uns bezeichnen. Das ist freilich nur der Anfang jener ausführlichen Methode, durch die beobachtet wird, wie im Laufe der Zeit erst dasjenige, was wir als geistig-seelischen Inhalt aufnehmen, sich vereint mit dem Leiblich-Physischen. Daraus aber werden Sie einsehen, wie Geisteswissenschaft verlangen muss, dass ihre Art, leibliche, seelische Gesundheit zu pflegen, nicht nur unter die augenblicklich wirkenden Künste gerechnet werde, sondern wie sie appelliert an dasjenige, was erstens Kindererziehung ist, zweitens was Volkserziehung und Volksleben ist. Denn mit Voraussicht, ich möchte sagen, mit einem prophetischen Gesichte muss Geisteswissenschaft in Bezug auf das Gesundsein des Menschen wirken.

Folgen von Weisheit und Wahrheit

Was könnte dem gegenwärtigen Denken phantastischer erscheinen, als wenn jemand behauptet, physische Krankheit habe etwas mit Irrtum, Gesundheit aber mit wahren und richtigen Vorstellungen zu tun? Die Zukunft wird zeigen, dass wirklicher Aberglaube nicht in dem Bekenntnis zu dieser Behauptung, sondern in dem Leugnen derselben besteht. Wer die Seele und den Geist wahrhaft erkennt, der macht sie nicht zu Anhängseln des Materiellen, sondern er sieht sie als Beherrscher des Letzteren an. Und das Wesen von Seele und Geist sind Wahrheit und Weisheit. Nicht bloß in äußerlicher Weise stiften Wahrheit und Weisheit das Gute und Vortreffliche, sondern sie schaffen als Kräfte der Seele und des Geistes das Vollkommene in der Außenwelt.

Nicht in einer kurzen Auseinandersetzung, wie sie hier gegeben werden soll, kann es bewiesen werden, wohl aber wird es durch das Eindringen in die Theosophie für jeden einleuchtend, dass Gesundheit des Körpers die Folge von Weisheit und Wahrheit der Seele, Krankheit aber die Wirkung des Irrtums und der Unweisheit ist. Wer in diese Behauptung einen oberflächlichen Sinn legt, der muss sie verkennen, und kann sie dann nur phantastisch finden. Den billigen Einwand, dass es doch sehr weise Menschen mit schwacher Gesundheit, und robuste Menschen mit geringer Weisheit gibt, kann sich doch wohl auch derjenige selbst machen, welcher die obige Behauptung aufstellt. So einfach liegen aber die Dinge allerdings nicht, dass mit diesem Einwande etwas Erhebliches gesagt wäre. Ursache und Wirkung, Irrtum und Übel liegen oft weit auseinander. Und schon um in den Sinn einer solchen Behauptung einzudringen, muss man sich tiefer mit der theosophischen Geistesart einlassen.

Askese ist nicht zeitgemäß

Das heutige Leben fordert Menschen, die sich aus ihm nicht zurückziehen, die sich ihre Gesundheit erhalten oder, wenn sie geschwächt ist, sie sogar verstärken, nicht aber Menschen, die sich vom Leben zurückziehen. Die könnten kein Vertrauen gewinnen, einfach nach der Gesinnung unserer Gegenwart. Daher kann dieser Weg der Askese, der aber durchaus in ältern Zeiten zu Erkenntnissen geführt hat, nicht ein heutiger Weg sein.

Gesundes Leben und Denken

Niemand kann ein gesundes höheres Selbst gebären, der nicht in der physischen Welt gesund lebt und denkt.

Voraussetzung für höhere Entwicklung

Zum «Seher» gehört absolute Gesundheit des Seelenlebens. Es gibt nun keine bessere Pflege dieser Gesundheit als das echte Denken. Ja, es kann diese Gesundheit ernstlich leiden, wenn die Übungen zur höheren Entwickelung nicht auf dem Denken aufgebaut sind. So wahr es ist, dass einen gesund und richtig denkenden Menschen die Sehergabe noch gesunder, noch tüchtiger zum Leben machen wird, als er ohne dieselbe ist, so wahr ist es auch, dass alles Sich-Entwickelnwollen bei einer Scheu vor Gedankenanstrengung, alle Träumerei auf diesem Gebiete, der Phantasterei und auch der falschen Einstellung zum Leben Vorschub leistet.

Auf die Gesundheit achten

Der Esoteriker soll auf seine Gesundheit stets in der richtigen Weise achten.

Gleichmut und Gelassenheit

Denn wer durch Schulung in die geistigen Welten eintreten will, der muss so vorbereitet werden, dass er die eben charakterisierte Erschütterung als seelisches Ereignis, als notwendiges Erlebnis so durchlebt, dass es nicht übergreift auf seine Leiblichkeit, auf seine Gesundheit, insofern das Leibliche mit einbegriffen ist, dass dieses nicht mit erschüttert werde. Das ist das Wesentliche, dass wir nicht in Bezug auf das äußere, physische Leben in Erschütterungen kommen, dass wir ertragen lernen mit äußerem Gleichmut, mit äußerer Gelassenheit Erschütterungen der Seele.

Seelische Gesundheit durch Geisteswissenschaft

Auf der anderen Seite muss aber auch erkannt werden, dass ein Erkennen der geistigen Welt, nicht etwa nur ein solches durch Betreten des Pfades, sondern auch ein solches durch Erfassen der geisteswissenschaftlichen Wahrheiten mit dem vorurteilsfreien gesunden Menschenverstande, auch zu einem höheren sittlichen Lebensstand, zu wahrheitsgemäßer Erkenntnis des sinnlichen Daseins, zu Lebenssicherheit und innerer seelischer Gesundheit führt.

Gesunder Mensch – gesunde Erkenntnis

Es sollen nun der Reihe nach die Bedingungen für den Geheimschüler entwickelt werden. Es muss betont werden, dass bei keiner dieser Bedingungen eine vollständige Erfüllung verlangt wird, sondern lediglich das Streben nach einer solchen Erfüllung. Ganz erfüllen kann die Bedingungen niemand; aber sich auf den Weg zu ihrer Erfüllung begeben kann jeder. Nur auf den Willen, auf die Gesinnung, sich auf diesen Weg zu begeben, kommt es an. Die erste Bedingung ist: Man richte sein Augenmerk darauf, die körperliche und geistige Gesundheit zu fördern. Wie gesund ein Mensch ist, das hängt zunächst natürlich nicht von ihm ab. Danach trachten, sich nach dieser Richtung zu fördern, das kann ein jeder. Nur aus einem gesunden Menschen kann gesunde Erkenntnis kommen. Die Geheimschulung weist einen nicht gesunden Menschen nicht zurück; aber sie muss verlangen, dass der Schüler den Willen habe, gesund zu leben. – Darinnen muss der Mensch die möglichste Selbstständigkeit erlangen. Die guten Ratschläge anderer, die – zumeist ungefragt – jedem zukommen, sind in der Regel ganz überflüssig. Ein jeder muss sich bestreben, selbst auf sich zu achten.

Gesund im Leben stehen

Besonders wichtig für den Geheimschüler ist das Streben nach völliger geistiger Gesundheit. Ungesundes Gemüts- und Denkleben bringt auf alle Fälle von den Wegen zu höheren Erkenntnissen ab. Klares, ruhiges Denken, sicheres Empfinden und Fühlen sind hier die Grundlage. Nichts soll ja dem Geheimschüler ferner liegen als die Neigung zum Phantastischen, zum aufgeregten Wesen, zur Nervosität, zur Exaltation, zum Fanatismus. Einen gesunden Blick für alle Verhältnisse des Lebens soll er sich aneignen; sicher soll er sich im Leben zurechtfinden; ruhig soll er die Dinge zu sich sprechen und auf sich wirken lassen. Er soll sich bemühen, überall, wo es nötig ist, dem Leben gerecht zu werden. Alles Überspannte, Einseitige soll in seinem Urteilen und Empfinden vermieden werden.

FRÜCHTE DER GEISTESWISSENSCHAFT

Gesunde Sinne durch Geisteswissenschaft

Wer die … von mir genannten Bücher wirklich studiert, der wird sehen, dass dasjenige, was da als Methode mitgeteilt wird, um in die geistige Welt zu dringen, durchaus so gehalten ist, dass der Mensch in entsprechender Weise die Gesundheit seiner Sinne, seines Verstandes, seiner Vernunft nicht etwa in irgendeiner Weise beeinträchtigt oder herablähmt, sondern sie im Gegenteil erhöht, fördert.

Unsrer Lehre wahre Frucht

Wie oft wird uns bedeutet,
Gesundheit nur ist unsrer Lehre wahre Frucht,
Und Lebenskraft erblüht aus ihr.
Wie sollte sie das Gegenteil in dir bezeugen!
Ich seh' die Früchte an so vielen,
Die, mir vertrauend, sich vereinen.
Die alte Lebensführung wird
Der Seele fremd und fremder;
Es öffnen neue Quellen sich dem Herzen,
Das sich dann selbst erneut.
Der Blick in Daseinsgründe,
Er schafft Begierden nicht,
Die Menschen quälen können.

Geisteswissenschaft: ein Lebenselixier

Wer die Geisteswissenschaft aufnimmt, nimmt wirkliche Heilmittel auf: Ein Lebenselixier ist die Geisteswissenschaft. Nicht durch Diskussion und logische Gründe soll sie bewiesen werden, sondern ins Leben eingeführt, soll sie diejenigen Menschen, in die sie einfließt, heil und gesund machen.

Stärkung der Seele

Warum versammeln wir uns so oft? – Wir versammeln uns so oft, weil wir nicht nur unsere Erkenntnis bereichern wollen, wenn wir Lehren aufnehmen, sondern weil die Lehren, wenn sie in der richtigen Weise gegeben sind, geeignet sind, unseren Wesenskern immer stärker und kräftiger zu machen. Wir gießen einen geistigen Lebenssaft in unsere Angelegenheiten, wenn wir zusammenkommen und uns mit Anthroposophie beschäftigen. So ist Anthroposophie nicht eine Theorie, sondern ein Lebenstrank, ein Lebenselixier, das sich uns immer wieder in die Seele gießt, und von dem wir wissen, es macht die Seele immer stärker und immer kräftiger. ...

Es wird die Zeit kommen, wo solche anthroposophischen Versammlungen das wichtigste Stärkungsmittel für die Menschen werden können, sodass sie hinausgehen und sagen: Wir verdanken das, was wir können, unsere Gesundheit, unsere Kraft im Leben, dem Umstande, dass wir uns in unserem eigentlichen Wesenskern, in unserem Wesenszentrum immer aufs Neue stärken! – Erst wenn die Menschen fühlen: Anthroposophie gibt ihnen durch die Einzelbetrachtungen dasjenige, was sie bis in den physischen Leib hinein kraftvoll und gesund macht, erst dann werden sie fühlen diese Mission der Anthroposophie. Und heute sollen diejenigen, welche sich mit der Anthroposophie beschäftigen, sich als Pioniere betrachten für die Anthroposophie als etwas Lebenstärkendes! Dann wird sie erst das Rechte sein und erst den richtigen Angriffspunkt gewinnen können gegen etwas, was heute so vielfach lebenschwächend ist.

Gesunde Harmonie

Die Geheimwissenschaft gibt sich ... keiner Illusion hin, weder über ihre Anhänger noch über ihre Gegner. Über alle Illusionen muss sie hinweg. Dadurch gibt sie dem Menschen die große harmonische Gesundheit nach allen Seiten.

Es mögen noch so sehr die Äußere-Tatsachen-Fanatiker davon sprechen, man solle die Wirklichkeit nicht mit Bildern der übersinnlichen Welt durchsetzen. Aber so paradox es auch klingt, diese Bilder bringen unseren Geist wieder in eine Tätigkeit, die ihm angemessen ist. Sie bringen ihn wieder in Einklang mit dem physischen Organismus. Derjenige, der an den rein abstrakten Vorstellungen der bloß materialistischen Wissenschaft haftet, der tut aus seinem Geistigen nichts für seine Gesundheit. Wer positiv nur Abstraktionen in seinen Begriffen sich schafft, macht seine Seele öde und leer, und er ist immer darauf angewiesen, das äußere Instrument des Leibes zum Träger der Gesundheit und zum Träger der Krankheit zu machen. Wer in ungeordneten und verkehrten Vorstellungen lebt, der weiß auch nicht, wie er sich in geheimnisvoller Weise einimpft die Ursachen der Zerstörung seines Organismus. Daher steht die Geisteswissenschaft auf dem Standpunkte, dass durch die Gesichtspunkte, die sie geltend macht in Bezug auf die übersinnliche Welt, auf jene Welt, die wir nicht mit äußeren Sinnen erkennen, sondern in starker Weise innerlich wachrufen müssen, wir unsere Seele innerlich so regsam machen, dass ihre Tätigkeit in Einklang steht mit der geistigen Welt, aus der heraus unser ganzer Organismus geschaffen worden ist. Daher wird unser Organismus nicht durch kleinliche Mittel zur Gesundung gebracht, sondern die Geisteswissenschaft selbst ist das große Heilmittel zur Gesundung.

Die Bilder als Geistiges wirken in der ganzen Natur, wir Menschen aber nehmen den Geist in uns hinein und müssen ihn nun wieder zum Leben erheben. Imaginative Weisheit wird Gesundheit bringen. Was befruchtend wirkt bis zum Bilde, das ist Weisheit. Der Geist schafft die Imagination. Die Geisteswissenschaft, die uns solche Weisheit gibt, kann uns am besten Heilung von Krankheiten bringen, und zwar vor allem – vorbeugend – von solchen, die man noch nicht hat.

Gesunder Leib – gesunde Seele

Wer an die Geisteswissenschaft herantritt, der wird finden, dass sie eine Weltanschauung ist, durch welche innere Seligkeit fließt, eine Weltanschauung der Lust und Freude, dass sie Voraussetzung ist, um das große Heilmittel für die Gesundheit zu fördern. Leichter ist es, dieses oder jenes Mittel zu gebrauchen, als sich in den Strom der Geisteswissenschaft zu begeben, um das zu finden, was die Menschen immer gesunder und gesunder machen wird. Dann wird man aber einsehen, wenn man sich in diese Geisteswissenschaft hineinbegibt, dass es wahr ist, was ein altes Wort sagt: «In einem gesunden Körper wohnt eine gesunde Seele», aber dass es falsch ist, dieses Wort materialistisch aufzufassen. Wer da glaubt, er müsse dieses Wort materialistisch auffassen, der soll nur auch gleich sagen: Hier sehe ich ein Haus. Dieses Haus ist schön. Also schließe ich daraus, weil dieses Haus schön ist, so muss es auch hervorgebracht haben einen schönen Besitzer. Das schöne Haus macht einen schönen Besitzer. – Vielleicht ist der doch etwas klüger, der sagt: Hier ist ein schönes Haus; daraus schließe ich, dass darin ein Besitzer lebt, der Geschmack hat. Ich sehe in dem Besitzer des schönen Hauses einen Menschen von gutem Geschmack, und in dem Haus das äußere Anzeichen dafür, dass der Besitzer ein Mensch von gutem Geschmack ist.

Vielleicht findet sich aber auch der Gescheite, der sagt: Weil äußere Mächte den Körper gesund gemacht haben, hat sich der Körper wieder eine gesunde Seele formiert. – Aber richtig ist es nicht, sondern recht hat der, der sagt: Hier sehe ich den gesunden Körper. Das ist ein Zeichen dafür, dass er aufgebaut sein muss von einer gesunden Seele. Er ist gesund, weil die Seele gesund ist. Deshalb kann man sagen: Weil man das äußere Symptom des gesunden Leibes erblickt, deshalb muss da eine gesunde Seele zugrunde liegen. Eine materialistische Zeit mag sich das

Wort: «Einem gesunden Leibe muss eine gesunde Seele zugrunde liegen» ganz materialistisch auslegen. Die Geisteswissenschaft aber zeigt uns, dass in einem gesunden Leibe eine gesunde Seele am Werke ist.

Wahre Heiterkeit

Wird die Menschheit die Geisteswissenschaft aufnehmen, so wird ihr die wahre Heiterkeit, die zugleich die Quelle der Gesundheit ist, wiedergegeben werden.

Gesundheit – eine Frage der Weltanschauung

So leicht es ist, zu sagen: Mit Weltanschauung könnt ihr einen Menschen nicht kurieren, so ist es doch auch wahr, dass von der Weltanschauung die Gesundheit des Menschen abhängt. Für die heutige Menschheit ist das ein Paradoxon, für die Zukunft wird es eine Selbstverständlichkeit sein!

Wallfahrten in die geistige Welt

Würde aber heute richtig verstanden werden, was Geisteswissenschaft für die menschliche Seele sein kann, dann würde man andere Wallfahrten anstellen als nach Bädern und Kurorten, nämlich solche Wallfahrten, die die Seele hineinführen können in die geistige Welt, aus der heraus den Menschen Kraft und Gesundheit kommen kann.

Nahrung für die Seele

Wenn wir die Geisteswissenschaft in ihren tiefsten Quellen verstehen, werden wir der Seele Nahrung geben, nach der sie lechzt, werden ihr Quellen geistiger Wirksamkeit erschließen, und, weil alles Äußere Ausdruck des Geistigen ist, im Laufe der Zeit auch Gesundheit.

Sagen wir also: diejenigen Gedanken, die du durch deine Geisteswissenschaft als gesunde Gedanken entwickelst, werden wir so anwenden, dass wir uns mit ihnen erfüllen, sie auf uns wirken lassen, dann werden sie wie eine Arznei eben gegen Abirrungen der menschlichen Natur von der Gesundheit wirken können. So naheliegend diese Hypothese wäre, und so viel Glauben sie auch bei gewissen abergläubischen Menschen gefunden hat, so wenig entspricht sie so, wie ich sie jetzt eben ausgesprochen habe, der Wirklichkeit. Und hier ist es nötig, gerade, ich möchte sagen, das Fundament zu berühren, das gelegt werden muss, damit man in der richtigen Art das Zusammenwirken zwischen gesundem Geistig-Seelischen und gesunder Leiblichkeit einsehen kann.

Wenn der Mensch durch die Geburt oder durch die Empfängnis aus geistigen Welten in das physische Dasein tritt, indem er sich umkleidet mit einem physischen Leib, so sehen wir ja, wie dasjenige, was geistig-seelisch sich mit diesem physischen Leib umkleidet, Zeit braucht, um sich auszuwirken. Das Kind kommt mit seinen Anlagen in der physischen Welt an. Aber es muss heranwachsen. Wir können verfolgen, wie von Monat zu Monat, von Jahr zu Jahr, von Jahrzehnt zu Jahrzehnt in der physischen Organisation erst dasjenige herauskommt, was geistig-seelisch im Menschen veranlagt ist.

Wer sich durch die hier gemeinte Geisteswissenschaft die Möglichkeit erwirbt, einzudringen in den wirklichen Zusammenhang zwischen Geistig-Seelischem und Leiblich-Physischem, der kommt nun nicht durch irgendeine logische Phantasie, sondern durch eine eindringliche, ganz gewissenhafte und durch lange Zeiten fortgesetzte Beobachtung des Lebens zu folgender Erkenntnis: So wie die Gesamtnatur des Menschen Zeit braucht, um sich als Geistig-Seelisches einzugliedern der physischen Organisation, so bedarf alles das, was wir geistig-seelisch aufnehmen, erst der Zeit, um sich einzugliedern in die physisch-leibliche Organisation. Wenn ich also als achtjähriges Kind oder als zwanzigjähriger oder erst als fünfzigjähriger

Mensch irgendetwas aufnehme von geistig-seelischem Inhalt, wenn etwas meine Seele ergreift von solchem Inhalte, dann ist dieser Inhalt im Verhältnis zu meiner leiblichen Organisation da, wo er in meine Seele eintritt, so jung wie die Seele eines Kindes in Bezug auf die leibliche Organisation, und es braucht ein solcher seelischer Inhalt Zeit, um sich im Leibe auszuwirken. Man kann daher nicht hoffen, dass man nach Art amerikanischer Gedankenheilungskunst Gedanken erfinden kann, die dem Menschen wie eine flüssige Medizin eingegeben werden und die unmittelbar wirken. Nein, zu jener Umwandlung, die der geistig-seelische Inhalt erfährt dadurch, dass er immer mehr und mehr das Leiblich-Physische durchdringt, bedarf es Zeit. Der eine geistig-seelische Inhalt braucht weniger, der andere mehr Zeit, aber Zeit muss verfließen zwischen dem Augenblick, wo ein geistig-seelischer Inhalt abstrakt aufgenommen wird, wo wir ihn erkenntnismäßig durchdringen, und dem Zustande, wo er uns durchorganisiert hat.

Materialistisches Denken wirkt verödend, Geisteswissenschaft erfüllend

Wenn der Mensch nur mit dem Verstande begreift, was seine Sinne wahrnehmen, so wird für die Gesundheit der Menschen etwas ganz anderes folgen, als wenn er in dem, was ihm gegenübertritt, den sinnlichen Ausdruck eines Geistigen sieht. Materialistisches Denken und geisteswissenschaftliches Denken haben eine große Wirkung auf das menschliche Innere. Da hat die Frage nach der Bedeutung des materialistischen und des geisteswissenschaftlichen Denkens eine mehr als nur theoretische Bedeutung. Fragen wir zunächst nach der Wirkung; das eine wirkt verödend, das andere innerlich erfüllend.

Für die Bedeutung dieser Wirkungen für den Menschen einige einfache Beispiele: Am ehesten wird man kurzsichtig, wenn man sich im Entwicklungsalter passiv den Eindrücken hingibt. Wenn man sich aber aktiv den Eindrücken der Dinge hingibt, dann bleiben die Augen gut. Der Mensch muss von innen heraus produktive Kraft entwickeln. Alles ist gesundend, was den Menschen veranlasst, sich zum Mittelpunkt von schaffender, von produktiver Kraft zu machen. Er soll von innen heraus schaffen, sonst verödet seine produktive Kraft, und seine ganze Wesenheit wird durch die äußeren Eindrücke zusammengepresst. Allen Eindrücken von außen muss die Gegenkraft von innen entgegentreten. Das muss aber auch durch das Umgekehrte sich ergänzen: Der Mensch muss eine Tätigkeit entfalten, die sich gegen das Äußere abschließt, nach außen hin unsichtbar wird.

Vererbtes geistig überwinden

Die Menschen werden versumpfen in den vererbten Anlagen, wenn sie ihren Geist nicht stärken und dadurch immer von Neuem dasjenige, was sich vererbt, durch einen starken Geist überwinden. Sie müssen natürlich in unserer Zeit, wo schon so viel geschehen ist durch den Materialismus, die Kräfte des Geistigen noch nicht überschätzen. Sie müssen nicht sagen: Wenn das der Fall wäre, dann müssten ja alle Anthroposophen grundgesunde Leute sein, denn sie glauben an den Geist.

Der Mensch ist nicht, wie er auf der Welt ist, bloß ein Einzelwesen. Der Mensch steht in der ganzen Welt drinnen, und das Geistige muss auch wachsen in seiner Stärke. Wenn aber das Geistige einmal schwach geworden ist, so wird es selbst beim noch so anthroposophischen Menschen, bei dem, der noch so viel Nahrung dem Geiste zuführt, nicht gleich so wirken, dass er über die Dinge, die aus dem Materiellen herkommen, Sieger wird. Aber umso sicherer wird es in der nächsten Inkarnation in seiner Gesundheit und Kraft zum Ausdruck kommen. Die Menschen werden immer schwächer und schwächer werden, wenn sie nicht an den Geist glauben, denn dann liefern sie sich den vererbten Anlagen aus. Sie haben es ja selbst bewirkt, dass das Geistige schwach ist. Es hängt eben alles davon ab, wie sich der Mensch zum Geistigen stellt.

KARMISCHE ZUSAMMENHÄNGE

Weitblick der Esoterik

Was später auftritt, zeigt sich vorher immer schon durch die Erkenntnis der Esoterik. Sie besteht in dem richtigen Durchschauen dessen, dass man mit der Moral der Gegenwart die bessere Gesundheit in der Zukunft herbeiführen kann.

Unsere Moral stärkt die Gesundheit unserer Nachkommen

Da sich die sittlichen Eigenschaften in künftigen Generationen leiblich ausleben, wirkt man, wenn man sittlich lebt, nicht nur für sich selbst, sondern geradezu für die Gesundheit der kommenden Generationen.

Gesund durch gute, sinngemäße Gewohnheiten

Gesundheit ist im Allgemeinen die Wirkung von guten, sinngemäßen Gewohnheiten in einem vorangegangenen Leben.

Auch gute Vorsätze zeitigen Wirkung

Gute Neigungen, gute Gewohnheiten geben die Disposition zur Gesundheit; üble Neigungen, üble Gewohnheiten erscheinen im nächsten Leben als Disposition zu bestimmten Krankheiten. Der Vorsatz, der feste Wille, sich eine schlechte Gewohnheit abzugewöhnen, wirkt schon in den tiefergelegenen Leib hinunter und gibt so die Disposition zur Gesundheit.

Gute Gewohnheiten fördern die Gesundheit

Eine schlechte Gewohnheit im vorhergehenden Leben ist eine Ursache zur Krankheit im nächsten, eine gute Gewohnheit ist natürlich eine Ursache zur Gesundheit.

Intellektuelle und physische Disposition

So haben wir einen Zusammenhang zwischen unserem Leben im Guten und Bösen, im Moralischen und Intellektuellen in der einen Inkarnation, und unserer Gesundheit oder Krankheit in der nächsten.

Gesundheit und geistiges Leben

So zeigen uns die karmischen Gesetze den Zusammenhang zwischen der Gesundheit und dem geistigen Leben. Dass dieser Zusammenhang allerdings nicht so mit zwei Schritten zu erreichen ist, sondern dass man schon ins Einzelne gehen muss, wird niemand bestreiten. Ebenso wenig kann der Satz bezweifelt werden, dass eine moralische, aufrichtige, gewissenhafte Seele der künftige Erbauer eines gesunden Leibes ist.

Seelisches Interesse und körperliche Gestimmtheit

Es ist tatsächlich so, dass sich dasjenige Seelische, das sich ausbildet in einem Erdenleben durch das Interesse an der sichtbaren Welt, in der Gesundheits- oder Krankheitsstimmung des Körpers im nächsten Erdenleben zum Ausdrucke bringt.

Alles anschauen, alles erkennen

Menschen, die, wie man sagt, pumperlgesund sind, die nicht krank werden können, die immer die beste Gesundheit haben, die führen in der Regel den Blick aus diesem Erdendasein zurück in frühere Erdendasein, in denen sie das tiefste Interesse gehabt haben für alles dasjenige, was ihre Umgebung ist, alles angeschaut, alles erkannt haben.

Was du heute denkst, das bist du morgen

Wer hineinschauen kann in die geistige Welt, der weiß, dass alles, was äußerlich materiell existiert, seinen geistigen Ursprung hat, aus dem Geistigen stammt. Es gibt nichts Stoffliches, das nicht aus dem Geistigen stammte. So kommt denn auch das, was die Menschen äußerlich als Gesundheit und Krankheit haben, von ihrer Gesinnung, von ihren Gedanken. Es ist durchaus wahr das Sprichwort: Was du heute denkst, das bist du morgen.

Den nächsten physischen Leib vorbereiten

Das, wovon der Ätherleib der Träger ist in diesem Leben, der bleibende Charakter, die Anlagen und so weiter, das tritt im nächsten Leben im physischen Leibe auf, und zwar so, dass zum Beispiel ein Mensch, der in seinem Leben schlechte Neigungen und Leidenschaften entwickelt hat, im nächsten Leben mit einem ungesunden physischen Körper geboren wird. Ein Mensch dagegen, der eine gute Gesundheit hat, der viel auszuhalten vermag, der hat im vorigen Leben gute Eigenschaften entwickelt. Einer, der fortwährend zu Krankheiten neigt, hat schlechte Triebe in sich hineingearbeitet. So haben wir es in der Hand, uns Gesundheit oder Krankheit, insofern sie in der Veranlagung des physischen Leibes liegen, selbst zu schaffen. Man braucht nur alle schlechten Neigungen auszumerzen und bereitet sich dann einen guten, kräftigen Körper für das nächste Leben vor.

Edle Eigenschaften pflegen – künftige Widerstandskraft stärken

Diejenigen Eigenschaften nun, die der Ätherleib in dem einen Leben hat, die erscheinen im nächsten Leben im physischen Leib. Wenn also jemand schlechte Gewohnheiten und Charaktereigenschaften hat und nichts dagegen tut, sie sich abzugewöhnen, tritt das im nächsten Leben als eine Disposition des physischen Leibes auf, und das ist tatsächlich die Disposition zu Krankheiten. So sonderbar sich das auch für Sie anhören mag, aber diese Disposition für bestimmte Krankheiten, und besonders für Infektionskrankheiten, rührt tatsächlich her von schlechten Gewohnheiten im vorhergehenden Leben. Also haben wir es mit dieser Einsicht auch in der Hand, uns Gesundheit oder

Krankheit für das nächste Leben zu bereiten. Wenn wir uns eine schlechte Gewohnheit abgewöhnen, machen wir uns im nächsten Leben physisch gesund und widerstandsfähig gegen Infektionen. So kann man schon für das kommende Leben für Gesundheit sorgen, wenn man bestrebt ist, nur edle Eigenschaften zu pflegen.

Die Folgen des Materialismus

Alles lebt zuerst auf geistige Art, um sich später im physischen Körper auszudrücken. Auch die heutige Nervosität ist nur eine Folge der materialistischen Gesinnung unserer Zeit. Die weisen Lenker der Menschheit wissen, dass, wenn die Hochflut des Materialismus noch weiter anhalten würde, große Nervenkrankheitsseuchen bei uns auftauchen würden; Kinder würden bereits mit zitternden Gliedern geboren werden. Deshalb wurde die theosophische Bewegung in die Welt gebracht, um die Menschheit vor den Gefahren des Materialismus zu retten. Wer also materialistisches Denken und Fühlen verbreitet, der leistet diesen verheerenden Krankheiten Vorschub; wer den Materialismus bekämpft, der kämpft für die Gesundheit und Entwicklungsfähigkeit unseres Volkes. Der Einzelne vermag zu seiner Gesundheit nichts beizutragen; er ist ein Glied der ganzen Menschheit und schöpft die Stoffe zu seiner Erhaltung aus der allen Menschen gemeinsamen Quelle. Wer tiefer hineinschaut in die Gesetze der Menschheitsentwicklung, muss blutenden Herzens zusehen, wie der Einzelne leidet und wie sein Leiden nur der Ausdruck der geistigen Verirrung der ganzen Menschheit ist. Die Theosophie ist weniger berufen, dem einzelnen Menschen zu helfen, als vielmehr der ganzen Menschheit einen Aufschwung in das Geistige zu geben und dadurch für die körperliche Gesundung der Menschheit zu wirken.

An der Gesundung der Menschheit mitarbeiten

Bei unserer Betrachtung des Krankheitskarmas, sowohl des Einzelnen als auch ganzer Stämme, haben wir gesehen, dass dasjenige, was vorher geistig vorbereitet gewesen ist, später im physischen Leben sich wieder geltend macht. Sorgen wir deshalb für gute Erziehung und gute Gewohnheiten der Menschheit, dann werden wir dadurch auch die Gesundheit fördern! Nicht nur das sittliche Element wird durch gute Neigungen gefördert, sondern faktisch auch die Gesundheit, da eine schlechte Gewohnheit eine Krankheit fürs nächste Leben schafft. ... Nur durch eine spirituelle Weltanschauung, die, losgelöst von den Fesseln des Materialismus, aufschaut zu den höchsten Lebensströmen der Menschheit und sie in sich einfließen lässt, nur durch sie kann den kommenden Generationen auch eine gute Gesundheitsanlage wiedergegeben werden. Die Gründe, weshalb unsere geisteswissenschaftliche Weltanschauung heute verbreitet wird, gehen viel tiefer, als mancher denkt, und in ihr und durch sie kann jeder mit seinem Teil an dieser Gesundung der Menschen mitarbeiten.

CHRISTUS-IMPULSE

Die Menschheit braucht Hilfe

Denn die Menschheit geht durch eine Krise, und sie bedarf der Hilfe, um die Gesundheit, das Gleichgewicht zurückzuerobern.

Christus der Arzt

Die Sohnesfrage ist eine Schicksalsfrage, ist eine Frage von Glück und Unglück. Und nur diejenigen Zeitalter haben noch eine genügende Vorstellung bekommen können von der Art, wie der Christus in unser Leben eintritt, die ihn als Arzt, als universellen Arzt betrachtet haben. Das ist für übersinnlich-anthroposophische Forschung keine Phrase, das ist nicht etwas, was bloß allegorischen und symbolischen Sinn hat: Christus der Arzt, Christus der Heiland oder Heiler, derjenige, der das Ich befreit von der Gefahr, von der es der Vater nicht befreien kann, weil das Gesunde eben auch krank werden kann. Und durch das Ich-Bewusstsein würde die Gesundheit verloren gehen müssen. Was der Vater nicht vermag, er hat es dem Sohn übergeben.

Wenn der Mensch sein eigener Heiler sein wird

Das Christentum bringt die große Gesundheit und die große Heilung. Die Lebenskraft Christi überwindet alles Siechtum und den Tod. Der menschliche Leib hat sich entwickelt als fester Körper aus dem Flüssigen heraus und daher wird in der Geisteswissenschaft das flüssige Element als das leibliche Element betrachtet. Die fünf Hallen, welche den Teich Bethesda umgeben, bedeuten die fünf Zeitalter, welche der Mensch dazu verwendet, immer tiefer und tiefer in die Körperlichkeit einzudringen, und an deren Ende er gänzlich der Materie verfallen ist. Erst wenn diese fünf Zeiträume durchschritten sind, kann der Mensch gesund werden. Wer diesen fünf Hallen verfallen ist, kann nicht geheilt werden, wenn nicht der große Heiler, der Christus, an ihn herantritt. Dann geschieht das, was im fünften Kapitel des Johannes-Evangeliums beschrieben ist. So ist die Schilderung des achtunddreißig Jahre lang Kranken eine prophetische Vorausverkündigung dessen, was sich ereignet in der sechsten Epoche, wo der Mensch keine Heilmittel mehr braucht, weil er sein eigener Heiler sein wird.

Der voll entwickelte Geistesmensch

Nicht mehr wird es geben Selbstsucht im einst voll entwickelten Geistselbst; nicht wird es geben Krankheit und Tod, sondern lediglich Heil und Gesundheit im voll entwickelten Geistesmenschen, das heißt im voll entwickelten physischen Leibe. Was heißt denn also: Der Mensch nimmt die Christus-Impulse auf? Er lernt verstehen, welche Kraft in dem Christus ist, er nimmt die Kräfte in sich auf, die ihn dazu bringen, Herr zu sein selbst seinem physischen Leibe gegenüber. Stellen Sie sich einmal vor, ein Mensch könnte vollständig den Christus-Impuls in sich aufnehmen, auf einen Menschen könnte vollständig der Christus-Impuls übergehen, der Christus selbst stünde einem Menschen unmittelbar gegenüber, und der Christus-Impuls ginge unmittelbar auf diesen Menschen über. Was heißt das? – Wenn der Mensch blind wäre, würde er durch den unmittelbaren Einfluss dieses Christus-Impulses sehend werden können, weil das letzte Ziel der Entwicklung die Besiegung der Kräfte von Krankheit und Tod ist.

Gesundheit aus dem Geist heraus

Halten wir jenen Moment fest, wo der Buddha hinaustritt in die Welt und einen Leichnam sieht, dem Tode ins Angesicht sieht. Sechshundert Jahre vor Christus war das. Und sechshundert Jahre nach dem Ereignis von Golgatha entsteht zuerst das Bild, zu dem Tausende ihre Augen richten, das Holz des Kreuzes, an dem der Leichnam des Erlösers hängt. Buddha hat einen Leichnam angeschaut, und der

Leichnam personifizierte ihm alles Erdenleid. Die Gläubigen der Christus-Gemeinde sehen hin auf einen Leichnam, sechshundert Jahre nach Christus, und, indem sie den Leichnam anblicken, sehen die Gläubigen den Sieg alles geistigen Lebens über den Tod, die Anwartschaft auf die Seligkeit. So wurde ein Leichnam angeschaut von einem der größten Menschen sechshundert Jahre vor Christus, und so wurde er angesehen sechshundert Jahre nach dem Ereignis von Golgatha von einer gläubigen Gemeinde. Und was sagt uns das Christus-Ereignis über die andern Sätze des Leides? Ist die Geburt Leiden? Buddha hat es gesagt. Im Anblick des Christus sagt sich die Menschheit, die ihn versteht: Durch die Geburt treten wir ein in dieses Dasein, das wert befunden wurde, den Christus zu tragen. Geboren werden wir in ein Leben hinein, in dem wir uns mit Christus verbinden können. Krankheit ist nicht Leid, wenn man Christus versteht. Man wird aus dem Christus-Impuls verstehen lernen das, was aus dem Geiste heraus die Gesundheit schafft. Auf spirituelle Weise wird die Krankheit geheilt werden aus dem innersten, christianisierten Leben heraus. Indem wir dem Äußeren absterben, werden wir gewiss, dass wir das, was wir in der Verbindung mit dem Christus-Impuls haben, hinübertragen in jegliches Leben.

Der Heiland: der große Therapeut

Der Grieche dachte sich seine Kunst durchaus nicht in einem banausischen Sinne, sondern durchaus als ein Heilendes. Denn er nahm darin noch wahr das Walten einer Urweisheit. Es war für ihn noch eine gesunde Urweisheit da, die aber abgelähmt worden ist im Laufe der Zeit, und es trat dann eine Art Krankheitsprozess auf. Der Grieche wollte mit seiner Kunst – Nietzsche hat das geahnt, man lese es nach in seinem Buche «Die Geburt der Tragödie aus dem Geist der Musik» – etwa das Folgende ausdrücken: Es ist etwas zu heilen an der Menschheit.

Und die Therapeuten, die Essäer, gingen überall davon aus, dass etwas zu heilen sei an der Menschheit. Und wäre das Mysterium von Golgatha nicht in der Menschheit eingetreten, lebten wir heute so, dass ich sprechen müsste, ohne dass das Mysterium von Golgatha da gewesen wäre, so könnten wir nur hinweisen auf einen Erkrankungsprozess in der Menschheit. Sodass uns im Hinblick auf das Mysterium von Golgatha etwas aufgeht, wenn wir die Begriffe gesund und krank in Bezug auf die Geschichte der Menschen anwenden. Das ist das Bedeutsame: Sie können alle Begriffe anwenden in Bezug auf richtig und falsch, aber Sie kommen an einen Punkt im Verlaufe der Entwicklung, wo Sie die Dinge anders werden ansehen müssen. Denn kommen Sie in die griechische Epoche hinein, so kommen Sie damit in eine Zeit, wo ein Krankwerden in der Menschheit eingetreten ist, und von dem Mysterium von Golgatha die Gesundheit ausgeht. Die Therapeuten haben darauf hingewiesen und gesagt: Da entsteht der große Therapeut, der Heiland, der im wörtlichen Sinne an der Menschheit zu heilen hat.

Bis in den physischen Leib hinein gesundend

Aber wenn auch der Gedanke wegen des alten Erbgutes heute noch nicht mächtig genug sein kann, um vielleicht dasjenige, was der Mensch durch ihn wünscht, selbstsüchtig wünscht, zu erreichen, er ist ein Gesundendes. In diesen Dingen denkt man nur immer verkehrt. Es kann Ihnen jemand sagen, der die Dinge versteht: Dich machen gewisse Gedanken gesund –, der Betreffende wird dann in einem bestimmten Zeitpunkt von dieser oder jener Krankheit befallen. ... Vermögen Sie zu sagen bei einem Menschen, der sich anthroposophisch orientierter Geisteswissenschaft zugewendet hat und fünfundvierzig Jahre alt geworden ist: Nun ist er mit fünfundvierzig Jahren gestorben – wenn Sie nicht den Beweis liefern können, dass er ohne diese Gedanken mit zweiundvierzig, mit vierzig Jahren gestorben wäre? Der Mensch denkt immer von der verkehrten Seite, wenn er sich so diesen Gedanken nähert. Der Mensch sieht auf dasjenige hin, was ihm nicht gegeben werden kann vermöge seines Karma; er sieht nicht auf dasjenige hin, was ihm gegeben wird vermöge seines Karma. Aber wenn Sie trotz allem, was in der äußeren physischen Welt widerspricht, hinblicken durch die Kraft inneren Vertrauens, das Sie durch intimere Bekanntschaft mit den Gedanken der Geisteswissenschaft gewinnen, dann verspüren Sie auch das Gesundende, das bis in den physischen Leib hinein Gesundende, Erfrischende, Verjüngende als das dritte Element, als das Element, das der Christus als Heiland mit seinen immerdauernden Offenbarungen in die menschliche Seele hineinbringt.

Keime höherer Gesundheit

Gerade so, wie durch den luziferischen Einfluss der Mensch heruntergeführt worden ist …, ebenso wird er wieder heraufgeführt werden durch den Christus-Impuls: Es wird die Selbstsucht in Selbstlosigkeit umgewandelt werden, die Lügenhaftigkeit wird zur Wahrhaftigkeit, die Gefahr des Irrtums wird zur Treffsicherheit und zur Wahrheit des Urteils werden. Krankheit wird zu einer Unterlage für eine umso größere Gesundheit werden. Jene Krankheiten, die wir überwunden haben, werden die Keime zu einer höheren Gesundheit sein.

QUELLENNACHWEISE

Erwähnte und zitierte Bände der Rudolf Steiner Gesamtausgabe (GA), Rudolf Steiner Verlag, Basel (in Klammern
aktuelle Auflage):

Band

9   *Theosophie. Einführung in übersinnliche Welterkenntnis
    und Menschenbestimmung* (2013)

10 *Wie erlangt man Erkenntnisse der höheren Welten?*
    (1993)

14 *Vier Mysteriendramen* (1998)

27 *Grundlegendes für eine Erweiterung der Heilkunst nach
    geisteswissenschaftlichen Erkenntnissen* (zusammen mit
    Ita Wegman, 2014)

34 *Lucifer – Gnosis. Grundlegende Aufsätze zur Anthropo-
    sophie und Berichte aus den Zeitschriften «Luzifer» und
    «Lucifer – Gnosis» 1903–1908* (1987)

36 *Der Goetheanumgedanke inmitten der Kulturkrisis der
    Gegenwart. Gesammelte Aufsätze aus der Wochenschrift
    «Das Goetheanum» 1921–1925* (2014)

55 *Die Erkenntnis des Übersinnlichen in unserer Zeit und
    deren Bedeutung für das heutige Leben* (1983)

56 *Die Erkenntnis der Seele und des Geistes* (1985)

57 *Wo und wie findet man den Geist?* (1984)

59 *Metamorphosen des Seelenlebens – Pfade der Seelen-
    erlebnisse. Zweiter Teil* (1984)

60 *Antworten der Geisteswissenschaft auf die großen Fragen
    des Daseins* (1983)

66 *Geist und Stoff, Leben und Tod* (1988)

67 *Das Ewige in der Menschenseele. Unsterblichkeit und
    Freiheit* (1992)

72 *Freiheit – Unsterblichkeit – Soziales Leben* (1990)

77a *Die Aufgabe der Anthroposophie gegenüber Wissenschaft
    und Leben. Darmstädter Hochschulkurs 1921* (1997)

79 *Die Wirklichkeit der höheren Welten* (1988)

83 *Westliche und östliche Weltgegensätzlichkeit* (1981)

220 *Lebendiges Naturerkennen. Intellektueller Sündenfall und spirituelle Sündenerhebung* (1982)

221 *Erdenwesen und Himmelserkenntnis* (2015)

231 *Der übersinnliche Mensch, anthroposophisch erfasst* (1999)

235 *Esoterische Betrachtungen karmischer Zusammenhänge. Erster Band* (1994)

239 *Esoterische Betrachtungen karmischer Zusammenhänge. Fünfter Band* (2014)

255b *Die Anthroposophie und ihre Gegner 1919–1921* (2003)

266/1 *Aus den Inhalten der esoterischen Stunden. Gedächtnisaufzeichnungen von Teilnehmern. Band I: 1904–1909* (2007)

266/2 *Aus den Inhalten der esoterischen Stunden. Gedächtnisaufzeichnungen von Teilnehmern. Band II: 1910–1912* (2001)

266/3 *Aus den Inhalten der esoterischen Stunden. Gedächtnisaufzeichnungen von Teilnehmern. Band III: 1913 und 1914; 1920–1923* (2015)

277 *Eurythmie – Die Offenbarung der sprechenden Seele* (1999)

279 *Eurythmie als sichtbare Sprache* (1990)

284 *Bilder okkulter Siegel und Säulen. Der Münchner Kongress Pfingsten 1907 und seine Auswirkungen* (1993)

298 *Rudolf Steiner in der Waldorfschule* (1980)

301 *Die Erneuerung der pädagogisch-didaktischen Kunst durch Geisteswissenschaft* (1991)

303 *Die gesunde Entwicklung des Menschenwesens. Eine Einführung in die anthroposophische Pädagogik und Didaktik* (1987)

304 *Erziehungs- und Unterrichtsmethoden auf anthroposophischer Grundlage* (1979)

304a *Anthroposophische Menschenkunde und Pädagogik* (1979)

306 *Die pädagogische Praxis vom Gesichtspunkte geisteswissenschaftlicher Menschenerkenntnis* (1989)

307 *Gegenwärtiges Geistesleben und Erziehung* (1986)

309 *Anthroposophische Pädagogik und ihre Voraussetzungen* (1981)

Seite

GESUNDHEIT – WAS IST DAS?

7 *In allem Sinnlichen:* Vortrag Berlin, 18. Februar 1909, GA 57, S. 277.

Nehmen Sie den: Ausführungen zur Begründung des esoterischen Jugendkreises, GA 266c, S. 425.

Wenn eine Wissenschaft: Vortrag Berlin, 10. November 1908, GA 107, S. 101.

Man möchte sagen: Vortrag Dornach, 24. April 1924, GA 316, S. 194.

8 *Der Mensch ist:* GA 27, S. 18f.

Der physische Organismus ist: Ebd., S. 24.

Die Gesundheit: Vortrag Dornach, 12. April 1921, GA 313, S. 42.

9 *Alles in Gesundheit*: Vortrag Dornach, 23. Februar 1924, GA 352, S. 163.

Das innere Gleichgewicht: Vortrag Dornach, 3. Januar 1924, GA 316, S. 35.

Wenn wir nicht krank: Vortrag Dornach, 12. April 1921,
GA 313, S. 37.

Wenn der Vorgang: Vortrag Dornach, 11. Februar 1923,
GA 221, S. 80.

10 *Diese rhythmische Organisation:* Vortrag Stuttgart,
27. Oktober 1922, GA 314, S. 120f.

Es ist viel Veranlassung: Vortrag Dornach, 16. Mai 1920,
GA 301, S. 259f.

Das, was man Erkrankung: Vortrag München,
19. August 1911, GA 129, S. 43.

11 *Wenn uns nun Gesundheit:* Vortrag München,
3. Dezember 1907, GA 56, S. 197f.

Mit Recht sagt Paracelsus: Vortrag München,
20. Mai 1907, GA 284, S. 54.

12 *Krankheit ist:* Vortrag Hamburg, 21. Mai 1910, GA 120,
S. 124.

Wenn man dasjenige: Vortrag Kristiania (Oslo),
25. November 1921, GA 79, S. 38.

13 *Es ist ja nur:* Vortrag Kristiania (Oslo), 26. November
1921, GA 79, S. 69.

Es mag der Mensch: Vortrag Berlin, 3. März 1910,
GA 59, S. 170.

Es gibt keine Möglichkeit: Vortrag Berlin, 13. Dezember
1906, GA 55, S. 115.

14 *Man betrachtet ja:* Vortrag Dornach, 26. September
1921, GA 304, S. 75f.

15 *Die Fragen nach der Gesundheit*: Vortrag Berlin,
14. Januar 1909, GA 57, S. 186.

16 *Gesundheit ist etwas:* Vortrag München, 5. Dezember
1907, GA 56, S. 210.

Es ist nicht einerlei: Vortrag Berlin, 14. Januar 1909.
GA 57, S. 207.

17 *Wo wird man:* Vortrag Berlin, 26. Januar 1909, GA 107,
S. 218.

Und wenn man: Esoterische Stunde Berlin, 5. Juni 1908,
GA 266a, S. 396.

Nicht ungestraft: Vortrag Berlin, 29. Januar 1906,
GA 96, S. 18f.

18 *Es ist hier schon oft:* Vortrag Basel, 24. September 1909, GA 114, S. 169f.

   Der Mensch sieht ja heute: Vortrag Dornach, 19. Januar 1923, GA 220, S. 107f.

20 *Jedes Metall hat:* Vortrag Den Haag, 18. November 1923, GA 231, S. 143.

   Wir finden unter: Vortrag Berlin, 4. März 1913, GA 141, S. 162f.

21 *Jetzt blicken wir:* Vortrag Berlin, 2. März 1911, GA 60, S. 396f.

   Der Arzt muss: Ansprache Dornach, 18. September 1924, GA 318, S. 167.

22 *Worinnen fasst sich:* Vortrag Stuttgart, 25. März 1923, GA 304a, S. 20.

GESUNDHEIT INDIVIDUELL

23 *Ein uralter Ausspruch:* Vortrag München, 5. Dezember 1907, GA 56, S. 212f.

   Nun hört man ja: Vortrag Dornach, 28. Dezember 1921, GA 303, S. 100.

24 *Jeder Mensch ist:* Seminarbesprechung Dornach, 31. Juli 1922, GA 341, S. 20f.

   Es soll auch heute: Vortrag Berlin, 14. Januar 1909, GA 57, S. 186–188.

26 *Wenn einmal:* Interner Vortrag, vermutl. Berlin 1904, GA 266a, S. 554f.

   Wie kann der Mensch: Vortrag Berlin, 14. Januar 1909, GA 57, S. 200f.

AUSWIRKUNGEN DER ERZIEHUNG

29 *Es ist erst:* Vortrag Dornach, 16. September 1922, GA 36, S. 283f.

   Merkwürdig: Vortrag Kristiania (Oslo), 24. November 1921, GA 304, S. 183.

30 *Die Gesundheit des:* Vortrag London, 20. November 1922, GA 218, S. 248.

31 *Das Kind hat:* Vortrag Leipzig, 12. Januar 1907, GA 97,
S. 305.
Es ist ein großes Glück: Ansprache Stuttgart, 9. Mai
1922, GA 298, S. 130.
Man hat … in der heutigen: Vortrag Stuttgart, 26. März
1923, GA 304a, S. 39.

32 *Denn geradeso wie:* Vortrag Bern, 13. April 1924,
GA 309, S. 15f.
Was Sie dem Kind sagen: Vortrag Torquay, 13. August
1924, GA 311, S. 25f.

33 *Und ebenso wie:* Vortrag Bern, 13. April 1924, GA 309,
S. 20.
Zum menschlichen Leben: Vortrag Ilkley, 11. August
1923, GA 307, S. 123.

34 *Die Gesundheit der älteren Menschen:* Vortrag Dornach,
15. April 1923, GA 306, S. 28f.
In zahlreichen Fällen: Vortrag Berlin, 2. November 1908,
GA 107, S. 88.
Lernt das Kind: Vortrag Dornach, 18. April 1923,
GA 306, S. 82.

35 *Wenn man nun:* Vortrag Penmaenmawr, 28. August
1923, GA 319, S. 30.
Es ist … für das: Vortrag Stuttgart, 5. August 1908,
GA 105, S. 37.

36 *Es war in alten Zeiten:* Rundbrief, 11. März 1924,
GA 316, S. 223.

ERNÄHRUNG UND BEWEGUNG

37 *Es handelt sich nicht:* Vortrag München, 5. Dezember
1907, GA 56, S. 220.
Man denkt heute: Ebd., S. 225.

38 *Namentlich Essen und Trinken:* Vortrag Stuttgart,
16. Oktober 1923, GA 302a, S. 129.
Wer sich nach Gesundheit: Vortrag München,
5. Dezember 1907, GA 56, S. 219.

39 *Nehmen wir die Instinkte:* Vortrag Berlin, 14. Januar
1909, GA 57, S. 205f.

40 *Es gibt sogar:* Vortrag München, 5. Dezember 1907,
    GA 56, S. 220.
    Der Naturheilkundige steht: Vortrag Berlin, 14. Januar
    1909, GA 57, S. 192f.

41 *Wertlos ist auch:* Vortrag München, 5. Dezember 1907,
    GA 56, S. 224f.
    Ich kann notwendig: Vortrag Dornach, 6. April 1920,
    GA 312, S. 326.
    Wenn … Anthroposophie: Vortrag Dornach, 6. Juni
    1923, GA 350, S. 68.

42 *Die Funktion der Organe:* Vortrag Berlin, 14. Januar
    1909, GA 57, S. 193.
    Da möchte ich Sie: Vortrag Dornach, 29. März 1920,
    GA 312, S. 177.

43 *Nun hängt alles dasjenige:* Ebd.
    Wenn viele Menschen: Vortrag Dornach, 7. Oktober
    1914, GA 156, S. 108.

44 *Man hat auf der einen Seite:* 14. März 1915, GA 277,
    S. 17.
    Dasjenige, was heute: Vortrag Dornach, 8. November
    1919, GA 277, S. 108.

45 *Diejenigen Bewegungen:* Vortrag Dornach,
    20. Dezember 1920, GA 277, S. 211f.
    Als durch eine größere Anzahl: Vortrag Penmaenmawr,
    26. August 1923, GA 279, S. 39f.

GESUNDHEIT UND INNERE ENTWICKLUNG

47 *Richtige Gedanken:* Vortrag Stuttgart, 14. Dezember
    1908, GA 108, S. 72.
    Wer aber sieht: Vortrag München, 3. Dezember 1907,
    GA 56, S. 202.
    Wer aber tiefer: Vortrag Stuttgart, 5. August 1908,
    GA 105, S. 36.

48 *Ein anderes Beispiel:* Ebd.
    Man sollte die Meditation: Esoterische Stunde Stuttgart,
    23. Februar 1912, GA 266b, S. 337f.

49 *Glück und Freude:* Vortrag München, 5. Dezember
    1907, GA 56, S. 221.

Das Gewahrwerden: Ebd.

Aufmerksamkeit zu verwenden: Vortrag München,
11. Januar 1912, GA 143, S. 17.

Gesund ist es: Vortrag München, 5. Dezember 1907,
GA 56, S. 224.

Eine starke Hingabe: Vortrag Düsseldorf, 20. Februar
1910, GA 118, S. 79.

50 *Wenn die Erinnerungsfähigkeit:* Vortrag Darmstadt,
29. Juli 1921, GA 77a, S. 134.

Unsere gewöhnlichen Gedanken: Vortrag Kristiania
(Oslo), 25. November 1921, GA 79, S. 51.

Davon, dass wir uns: Vortrag Stuttgart, 4. Januar 1921,
GA 255b, S. 269.

Dasjenige, an das: Vortrag Basel, 6. Januar 1920,
GA 334, S. 42.

51 *Was könnte dem gegenwärtigen:* Theosophie, Sittlichkeit
und Gesundheit, GA 34, S. 177f.

52 *Das heutige Leben:* Vortrag Wien, 1. Juni 1922, GA 83,
S. 34.

Niemand kann: GA 10, S. 155.

Zum «Seher» gehört: GA 9, S. 175.

Der Esoteriker soll: Esoterische Stunde Kristiania (Oslo),
20. Juni 1910, GA 266b, S. 65.

53 *Denn wer durch Schulung:* Vortrag Helsingfors, 29. Mai
1913, GA 146, S. 27.

Auf der anderen Seite: GA 9, S. 194.

Es sollen nun: GA 10, S. 103f.

54 *Besonders wichtig:* Ebd., S. 105.

FRÜCHTE DER GEISTESWISSENSCHAFT

55 *Wer die ... von mir:* Vortrag Basel, 19. Oktober 1917,
GA 72, S. 77f.

Wie oft wird uns: GA 14, S. 49.

Wer die Geisteswissenschaft: Vortrag Berlin, 14. Februar
1907, GA 55, S. 149.

56 *Warum versammeln wir uns:* Vortrag Berlin,
22. Dezember 1909, GA 116, S. 53f.

Die Geheimwissenschaft gibt sich: Vortrag Berlin,
10. Oktober 1907, GA 56, S. 33.

57 *Es mögen noch so sehr:* Vortrag Berlin, 14. Januar 1909,
GA 57, S. 211.

Die Bilder als Geistiges: Vortrag Berlin, 14. Februar 1907,
GA 55, S. 155.

58 *Wer an die Geisteswissenschaft:* Vortrag Berlin,
14. Januar 1909, GA 57, S. 213f.

59 *Wird die Menschheit:* Vortrag Berlin, 12. Juni 1907,
GA 96, S. 326f.

So leicht es ist, zu sagen: Ebd., S. 209.

Würde aber heute: Vortrag Berlin, 24. Januar 1918,
GA 67, S. 29.

Wenn wir die Geisteswissenschaft: Vortrag Kopenhagen,
2. Juni 1910, GA 125, S. 52.

60 *Sagen wir also:* Vortrag Basel, 6. Januar 1920, GA 334,
S. 40f.

61 *Wenn der Mensch nur:* Vortrag München, 3. Dezember
1907, GA 56, S. 199f.

62 *Die Menschen werden:* Vortrag Kassel, 30. Juni 1909,
GA 112, S. 127.

KARMISCHE ZUSAMMENHÄNGE

63 *Was später auftritt:* Vortrag Berlin, 3. November 1905,
GA 93a, S. 234.

Da sich die sittlichen: Vortrag Leipzig, 4. Juli 1906,
GA 94, S. 156.

Gesundheit ist im Allgemeinen: Meditation, GA 34,
S. 405f.

Gute Neigungen: Vortrag Stuttgart, 28. August 1906,
GA 95, S. 68.

Eine schlechte Gewohnheit: Vortrag Stuttgart, 14. März
1906, GA 97, S. 253.

64 *So haben wir:* Vortrag Hamburg, 18. Mai 1910, GA 120,
S. 75.

So zeigen uns: Vortrag Berlin, 15. Oktober 1906, GA 96,
S. 113.

Es ist tatsächlich so: Vortrag Dornach, 1. März 1924, GA 235, S. 92f.

Menschen, die: Vortrag Prag, 30. März 1924, GA 239, S. 38.

Wer hineinschauen kann: Vortrag Berlin, 29. Januar 1906, GA 96, S. 18.

65 *Das, wovon der Ätherleib:* Vortrag München, 30. Mai 1907, GA 99, S. 66.

Diejenigen Eigenschaften nun: Vortrag Kassel, 22. Juni 1907, GA 100, S. 85f.

66 *Alles lebt zuerst:* Vortrag Basel, 21. November 1907, GA 100, S. 239f.

67 *Bei unserer Betrachtung:* Vortrag Stuttgart, 14. März 1906, GA 97, S. 255f.

CHRISTUS-IMPULSE

69 *Denn die Menschheit:* Vortrag Paris, 2. Juni 1906, GA 94, S. 66.

Die Sohnesfrage ist: Vortrag Kristiania (Oslo), 29. November 1921, GA 79, S. 220.

Das Christentum bringt: Vortrag Basel, 21. November 1907, GA 100, S. 240.

70 *Nicht mehr wird:* Vortrag Hamburg, 26. Mai 1908, GA 103, S. 129f.

Halten wir jenen Moment: Vortrag Maisch, 6. April 1909, GA 109, S. 88f.

71 *Der Grieche dachte:* Vortrag Berlin, 7. Dezember 1921, GA 209, S. 84f.

72 *Aber wenn auch:* Vortrag Basel, 22. Dezember 1918, GA 187, S. 23.

73 *Gerade so, wie:* Vortrag Berlin, 2. Februar 1910, GA 116, S. 67.